HISTOIRE

NATURELLE ET MÉDICALE

DE LA CHIQUE

RHYNCHOPRION PENETRANS (OKEN)

INSECTE PARASITE DES RÉGIONS TROPICALES DES DEUX AMÉRIQUES;

PAR

M. J. L. G. GUYON (C. ✻),

INSPECTEUR DU SERVICE DE SANTÉ DE L'ARMÉE,
CORRESPONDANT DE L'ACADÉMIE DES SCIENCES, ETC.

(AVEC CINQ PLANCHES.)

Tanta tantillæ bestiæ pestis!
(Dobrizhoffer, *Historia de Abiponibus,*
t. II, XXXIV.)

PARIS

CHEZ L'AUTEUR,

9, RUE DE LA SAINTE-CHAPELLE, 9.

1870

HISTOIRE

NATURELLE ET MÉDICALE

DE LA CHIQUE

RHYNCHOPRION PENETRANS (OKEN)

INSECTE PARASITE DES RÉGIONS TROPICALES DES DEUX AMÉRIQUES;

PAR

M. J. L. G. GUYON (C. ❀),

INSPECTEUR DU SERVICE DE SANTÉ DE L'ARMÉE,
CORRESPONDANT DE L'ACADÉMIE DES SCIENCES, ETC.

(AVEC CINQ PLANCHES.)

Tanta tantillæ bestiæ pestis!
(Dobrizhoffer, *Historia de Abiponibus*,
t. II, XXXIV.)

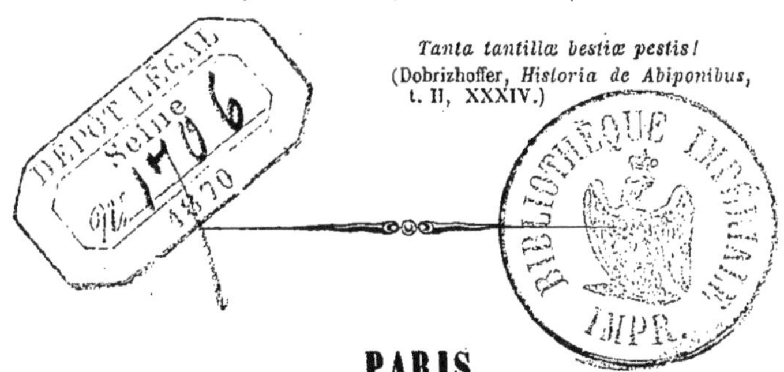

PARIS

IMPRIMERIE DE MADAME VEUVE BOUCHARD-HUZARD,

RUE DE L'ÉPERON, 5.

1870

TRÈS-SAVANT CONFRÈRE,

Vous m'avez dédié une admirable Monographie, celle de vos OISEAUX CHANTEURS (*the Song-Birds**), et je viens, à mon tour, vous dédier aussi une Monographie, en vous priant de l'agréer. Mais, quel disparate dans les sujets que nous avons traités, chacun de notre côté : vous, cher confrère, en traitant de charmantes petites créatures qui ne respirent qu'au sein des airs, — sorte d'émanation du ciel, — qui captivent les oreilles par leurs chants mélodieux, en même temps que les yeux

* Avec planches coloriées. LES OISEAUX CHANTEURS font partie de l'*Histoire naturelle complète, indigène et exotique*, avec Atlas, du même auteur.

par le brillant, l'éclat et la variété de leurs couleurs ; moi, tout au contraire, en traitant d'un insecte immonde, ne vivant que dans la poussière, au sein des ténèbres, et qui n'en sort, en décelant ainsi son existence, que pour s'attaquer à tout ce qui porte poils, comme à tout ce qui porte plumes, et dont l'homme lui-même est la première victime !... Mais, comme on le dit communément, tout est dans la nature, et tout, dans la nature, est du domaine de l'observateur.

GUYON.

Paris, 15 décembre 1869.

Extrait de la **REVUE ET MAGASIN DE ZOOLOGIE**.
Octobre 1865.

HISTOIRE NATURELLE ET MÉDICALE

DE

LA CHIQUE

RHYNCHOPRION PENETRANS (OKEN),

INSECTE PARASITE DES RÉGIONS TROPICALES
DES DEUX AMÉRIQUES ;

PAR M. GUYON,

Médecin inspecteur de l'armée, correspondant de l'Académie des sciences, etc.

(Avec planches.)

Tanta tantillæ bestiæ pestis !
Dobrizhoffer, *Historia de Abiponibus*, t. II, xxxiv.

INTRODUCTION.

Le nom de *Chique,* sous lequel nous traitons de l'insecte qui fait le sujet de notre mémoire, est celui qu'il porte aux Antilles françaises, et que le R. P. Raymond, dans son Dictionnaire caraïbe, écrit *Ckicke* et *Chicque* (1).

Des voyageurs plus modernes, Rodschied et Von Sack, entre autres, l'orthographient, le premier *Tchike* et *Tschicke,*

(1) *Petit Catéchisme, ou sommaire des trois premières parties de la Doctrine chrétienne, traduit du français en la langue des Caraïbes insulaires,* p. 148 ; Auxerre, 1664.

1

et le deuxième *Tschike.* C'est un nom *caraïbe* que nous retrouvons, avec les variantes *Xique, Sike, Chico, Sico* et *Siko* (1), chez les Indiens continentaux d'où descendaient les Caraïbes, et avec lesquels ils étaient restés en relations suivies.

Nous retrouvons encore le nom de *Chique,* et à peu près avec la même consonnance, chez les Incas du Pérou, dont la langue, du reste, paraît fort semblable à celle des Caraïbes et des Indiens orientaux. Et, en effet, le nom de la Chique chez les Incas est *Seccec,* du verbe *Seccen,* démanger, donner des démangeaisons, des cuissons.

La Chique est la *Nigua* des Espagnols, le *Bicho* et le *Bicho dos pes* des Portugais brésiliens (Pison, Marc-Grave). C'est la puce de sable (*the sand flea*) et la puce de poussière (selon les lieux où on la rencontre), le *Chego* et encore le *Chegoë* et le *Chigger* des Anglo-Américains.

Les Espagnols péruviens la désignent sous les noms de *Pigue* ou *Pique* (é), et de *pico* (Frézier).

Son nom varie chez les Indiens du Brésil, qui la connaissent sous ceux de *Tunga* (Pison), de *Tom* (Thévet), de *Ton* (de Léry, Marc-Grave), de *Sico* (de Laet). C'est le *Tù* ou *Tungay* (mauvaise puce) des Guaranis ou Guaraniens (Dobrizhoffer), et l'*Aagrani* (le mordeur ou piqueur) des Alipons (Dobrizhoffer).

Le plus ancien nom sous lequel l'insecte soit connu est celui de *Nigua* que lui donne, pour les îles d'Haïti (Saint-Domingue) et de Cuba, Oviedo, dont les écrits remontent, comme on sait, aux premiers temps de la découverte de ces îles.

La Chique, appelée, par de Léry, *petite bestiole, petite*

(1) Chico (d'autres écrivent Sico), Xique, dit M. de Martius (*Glossaria linguarum brasiliensium*), nom du *pulex penetrans* en Galibis.

Nous voyons de plus dans Barrère, qui a écrit sur la Guyane, le mot Chique orthographié *Xique,* sans doute d'après la prononciation du nom de l'insecte parmi les Indiens de cette contrée.

verminette (1), est un insecte fort semblable à la puce dont il ne semble différer, *à première vue*, que par un volume moindre et des pattes postérieures plus courtes, ce qui le prive d'une faculté que possède la puce, celle de sauter (2). Du reste, comme la puce, la Chique se nourrit du sang de l'homme et des animaux (3), et elle le suce de même, après avoir pratiqué sur la peau une piqûre peut-être plus prompte et plus vive que celle de la puce. La trace qui en reste diffère peu de celle laissée par la dernière, bien que s'opérant, comme nous le verrons en son lieu, avec un dard ou une lancette de plus. La voracité de la Chique est peut-être plus grande que celle de la puce; car, en un clin d'œil, elle a acquis le double et plus de son volume ordinaire, ne lâchant prise que lorsqu'elle est entièrement repue. Son accouplement ne paraît pas différer de celui de la puce. Là s'arrêtent les points d'analogie ou de ressemblance existant entre les deux insectes. Et, en effet, tandis que la puce, après son accouplement, continue à vivre sous l'influence des agents extérieurs, et en s'alimentant à sa manière accoutumée, la Chique, elle, au contraire s'y soustrait; elle s'y soustrait pour s'ensevelir vivante, dans un milieu désormais son tombeau. Mais n'anticipons pas sur des phénomènes dont

(1) *Histoire d'un voyage fait en la terre du Brésil dite Amérique*, contenant la navigation et choses remarquables vues sur mer par l'auteur, avec figures, 5ᵉ édition, p. 185 ; Genève, 1611.

Rochefort, lui, appelle la Chique une *petite mite;* Thévet, avec d'autres, un *certain petit ver;* d'Abbeville, ainsi que Biet, une *sorte de vermine.*

(2) La privation de cette faculté avait déjà appelé l'attention de deux voyageurs, Sloane et Ulloa :.« Heureusement, dit le premier. « que l'insecte soit dans l'impuissance de sauter, ou la zone torride « en serait absolument inhabitable ; il est heureux, dit le second, « qu'il ne puisse sauter, car alors aucun être vivant n'en pourrait « être à l'abri. » L'insecte saute pourtant un peu.

(3) Bien entendu que nous prenons ici le mot Puce dans son acception générique, la puce de l'homme n'attaquant pas les animaux.

l'exposé se fera à sa place. Disons seulement que l'on retrouve chez les Lernéacées, remarque déjà faite par M. Karsten, un exemple à peu près semblable du dernier mode d'existence de la Chique.

Notre travail se compose de douze parties sous les titres suivants :

1. *Historique;* — 2. *Histoire géographique;* — 3. *Localités habitées par l'insecte, saison pendant laquelle on l'observe, ses ennemis;* — 4. *Détermination ou classification ;* — 5. *Description;* — 6. *Physiologie parasitaire;* — 7. *Des attaques parasitaires de la Chique;* — 8. *Pathologie;* — 9. *Prophylaxie;* — 10. *Traitement;* — 11. *Observations particulières;* — 12. *Bibliographie.*

1. Historique.

Oviedo Valdes (Gonzalo-Fernandez de), dont les premiers écrits sur l'Amérique remontent à l'année 1526 (1), parle de la Chique, et ses successeurs ont continué à en parler, tels que, savoir :

Robert Tomson en 1555 (2),

Hans Staden en 1556,

André Thévet en 1558,

Benzoni en 1565 (parcourait l'Amérique de 1541 à 1555),

Gomara en 1569 (3),

Jean de Léry en 1578,

(1) *De la natural historia de las Indias,* in-fol. goth. de 54 f.; se imprimio en la ciudad de Toledo, a costas del autor, M.D.XXVI. — Ouvrage réimprimé à Séville en 1525, avec ce nouveau titre : *De la historia general y natural de las Indias y terra firma del mare Oceano,* in-fol. goth., fig.

(2) Tomson (non *Tonson,* comme l'écrit Sloane et Swartz après lui) dans la *collection de Richard Hakluit,* t. III, p. 535 de la nouvelle édition.

(3) Traduit de l'espagnol en 1588, par Marthe Fumée et Marly Lechast.

Claude d'Abbeville en 1614,
Samuel Purchas en 1625,
Jean de Laet en 1630,
Jacques Bouton en 1640,
Mauril de Saint-Michel en 1643,
Guillaume Cooper en 1645,
Guillaume Pison et Georges Margraff en 1648,
Mathias Dupuis en 1652,
Jean du Tertre en 1654,
Thomas Ligon en 1637,
Rochefort en 1658,
Antoine Biet et Raymond Breton en 1664,
Fèvre de la Barre en 1668,
Louis Feuillée et Jean Staden de Homberg en 1714,
Frézier en 1716,
Durret en 1720,
J. B. Labat en 1722,
Hans Sloane de 1707 à 1725,
Barrère en 1743,
Gumilla et le Rév. Smith en 1745,
Ulloa (Don Antonio de) en 1748 (1),
Patrice Brown en 1756,
Bankrofft en 1769,
Hartsink en 1770,
Marc Catesby en 1771,
Chappe d'Auteroche en 1772,
Molina en 1782,
Dobrizhoffer en 1784, etc.

Outre les mentions, plus ou moins détaillées, qui ont
été faites de la Chique, et par les voyageurs que nous
venons de nommer, et par d'autres encore, à la fois plus
nombreux et plus rapprochés de nous, ainsi que les articles qui lui ont été consacrés dans nos dictionnaires

(1) **Première** édition espagnole publiée à Madrid.

d'histoire naturelle (1), elle a fait l'objet de bon nombre de travaux spéciaux dont les deux premiers ont paru sans nom d'auteur, l'un à Nuremberg en 1733, et l'autre à Berlin en 1773 (2). Entre ces deux publications eurent lieu, en 1767, les essais de classification de l'insecte, et par Rolander d'abord, puis par Linné.

Vinrent ensuite les auteurs ci-après :

Swartz à Stockholm, en 1788 ;
Rodschied à Francfort, en 1796 ;
Oken à Iéna, en 1815 ;
Kirby et Spence à Londres, en 1823 ;
Labat à Paris, vers 1830 (3) ;
Pohl et Kollar à Vienne, en 1832 ;
Rengger à Genève, en 1832 ;
Dugès à Paris, en 1836 ;
Waterton à Londres, en 1836 ;
Stuckard à Londres, en 1836 ;
Wolmar à Londres, en 1837 ;
Sells à la Jamaïque, en 1839 ;
Guilding (manuscrit) à Londres, cité par le suivant ;
Westvood à Londres, en 1840 ;
Burmeister en Allemagne, en 1853 ;
M. Vizy à Paris, en 1863 ;
M. Karsten à Moscou, en 1865 ;
M. Brassac (manuscrit) à Saint-Nazaire. en 1865.

Bon nombre de ces auteurs ont figuré l'insecte. la plupart au seul point de vue de son développement parasitaire. Ce sont :

(1) Le plus remarquable est, sans contredit, celui de M. H. Lucas, dans le *Dictionnaire* publié sous la direction de M. Charles d'Orbigny.

(2) Voir, à l'article bibliographique, placé à la fin, le titre des deux mémoires.

(3) Publication sans millésime, comprise parmi d'autres du même auteur, formant ensemble un volume qui se trouve à la bibliothèque de l'Académie de médecine.

1° A l'étranger, et par rang de date, Sloane (1), Catesby (2), Swartz (3), Pohl et Kollar (4), Stuckard et Westvood (5), M. Karsten ;

2° En France, Constant Duméril (*Dict. des sc. nat. et cons. génér. sur les insectes*) ; Dugès (*Annales des sciences naturelles*) ; Guérin-Méneville (*Icon. du règne an. de Cuvier*); Moquin-Tandon (*Zoologie médicale*). Mais, disons de suite que l'iconographie la plus remarquable que nous possédions de la Chique est celle de M. Karsten; elle est en même temps la plus complète, car elle comprend, pour la première fois, l'insecte mâle et les organes de la génération dans les deux sexes. M. Karsten a fait faire, sous ce rapport, un grand pas à l'histoire naturelle de la Chique. Aussi reproduisons-nous, tout entière, à la fin de notre travail, l'iconographie du savant professeur allemand.

2. Histoire géographique.

La Chique existe sur les deux côtes de l'Amérique tropicale, et au delà, tant dans l'hémisphère nord que dans l'hémisphère sud (6). Mais, jusqu'où s'avance-t-elle dans le nord, et jusqu'où s'avance-t-elle dans le sud?

(1) C'est la femelle extraite de l'homme à une époque assez avancée de sa gestation. (*Histoire de la Jamaïque*, Introduction, pl. 124.)

(2) C'est encore la femelle très-grossie, mais avant sa pénétration chez l'homme, et dans son état normal par conséquent. (*Histoire naturelle de la Caroline, de la Floride*, etc., t. II, pl. 10, fig. 3.)

(3) Les figures du savant suédois sont au nombre de huit. La dernière, sous la lettre I, est sans doute la plus curieuse : elle représente ce que l'auteur appelle la *première forme des petits de la Chique*, état sous lequel l'insecte n'a encore été vu que par lui, et sur lequel nous reviendrons en son lieu.

(4) Parmi leurs figures, toutes remarquables, est celle de la patte d'un chien, à la face inférieure de laquelle se voient jusqu'à quatorze Chiques, à différents points de développement.

(5) Leurs figures ne sont que des reproductions d'une partie de celles des deux naturalistes précédents.

(6) Un fait remarquable sans doute est la non-existence de la Chique

Selon l'Espagnol Azara, la Chique ne dépasserait pas, dans le sud, le 29e degré de latitude. « Ces insectes, dit-« il, parlant des *Piques* ou *Niguas* du Paraguay, ne pas-« sent pas le 29e degré de latitude australe. » (*Voyage dans l'Amérique méridionale*, par Don Félix de Azara, t. Ier, p. 208 ; Paris, 1809.)

Les observations faites depuis, sous le même point de vue, ont peu modifié les limites sud assignées à la Chique par l'auteur espagnol, du moins quant à la côte orientale du continent dont nous parlons. Et, en effet, le point le plus sud ponr lequel, jusqu'à ce jour, nous possédions une observation certaine de Chique, pour la côte orientale de ce continent, est San Borja, rive gauche de l'Uraguay, situé par les 28°40' de latitude, et où M. le docteur Martin de Moussy a été atteint d'une Chique (1). Déjà ce médecin voyageur avait souffert d'un insecte semblable vingt minutes plus au nord que San Borja, à Mburucaya, situé par les 28° 20' de latitude australe.

Les 28° 40' de latitude sud sont donc le point le plus sud où la Chique ait été observée sur la côte orientale de l'Amérique australe ; son existence, sur la côte occidentale du même continent, aurait été constatée jusqu' à Coquimbo ou la Serena (Chili septentrional) d'après Molina, *Saggio sulle Storia naturale de Chili*, p. 214 (2). Or, Coquimbo

par les mêmes parallèles de l'Afrique occidentale, où elle semblerait être remplacée par la petite puce fort incommode dont parle Adanson, pour le Sénégal, sous le nom de *Puce de sable*.

(1) Dobrizhoffer (*Historia de Abiponibus*, 1784) signale son absence à Cordova et à Buenos-Ayres, qui sont au delà du 30e degré de latitude sud, mais il la signale aussi, et à tort, aux limites sud du Paraguay, ainsi qu'à Tucumana, où l'on en serait infesté l'hiver selon M. le docteur Martin de Moussy (voir plus loin, au texte).

(2) La Chique a été signalée par Ulloa, ainsi que par Poëppig, voyageur hollandais, comme existant dans tout le Chili, où elle serait même très-multipliée d'après le dernier voyageur (H. Lucas, *Art. déjà cité*). Cette erreur tiendrait, selon Molina (*Op. cit.*), à ce que, dans certaines contrées du Chili, on donne le nom de *Nigua* à la puce ordinaire ou

ou la Serena est située par les 29° 54′ 10″ de latitude sud. Seulement, d'après le même auteur, l'insecte n'y serait pas commun, mais il le serait assez un peu plus au nord, à Copiapo, située par les 27° 20′ de latitude sud, et où un voyageur en a été atteint il n'y a pas longtemps. Ce voyageur, dans ce moment à Paris, est M. Onfroy de Thoron, à qui la science doit déjà des observations fort intéressantes.

Quant à l'existence de la Chique dans l'Amérique septentrionale, l'observation la plus nord que nous en possédions est celle faite par Catesby à Nassau, dans l'île de la Providence, l'une des îles Lucayes ou de Bahama. Le sujet n'était autre que le gouverneur même de ces îles, Son Exc. Phinney, qui se faisait l'extraction d'une Chique comme le voyageur se présentait chez lui pour sa visite d'arrivée. L'insecte siégeait au pied. C'était au mois de février 1725. Il faisait alors très-froid dans l'île, à tel point que, chez le fonctionnaire que nous venons de nommer, on fut obligé de faire du feu pendant deux jours. D'où l'on peut inférer que la Chique peut vivre sous une température assez basse. Toutefois, il ne neige ni ne gèle jamais dans l'île de la Providence, pas même dans la plus septentrionale des Bahama, tandis que, sur le continent voisin, la Floride orientale, les hivers s'accompagnent toujours de neige et de gelée selon Catesby, *Op. cit.*, t. II, p. 39.

Le même voyageur que nous venons de citer, Catesby, fait figurer la Chique ou le *Chégo*, comme il l'appelle, au nombre des insectes qu'il aurait observés dans la Caroline. Ces insectes sont au nombre de 14, qu'il nomme dans l'ordre suivant :

du pays, puce à la fois très-commune et très-incommode. Toujours est-il que M. Claude Gay, à qui l'on doit une *Histoire naturelle du Chili*, n'a rencontré la Chique en aucun point des contrées qu'il a visitées dans ce pays, et c'est ce dont il nous a assuré lui-même plusieurs fois.

« Le ver de terre, le ver de Guinée, le limas, la pu-
« naise, la puce, le chégo, le pou, etc. » (*Op. cit.*, t. II,
p. 37.) Cependant, tout porte à croire que la Chique
n'existe ni dans la Caroline ni dans aucune des autres
provinces méridionales de l'Union. Toujours est-il que
l'Anglais Bartram, voyageur botaniste, qui, sur la fin du
siècle dernier (1777-1778), explorait les provinces sud de
l'Amérique du Nord, ne fait nulle mention de la Chique,
bien qu'il n'épargne pas les détails sur d'autres insectes
plus ou moins incommodes pour l'homme, et qui vivent
dans ces contrées. (*Voyage dans les provinces sud de l'A-
mérique septentrionale*, etc., traduit de l'anglais par Be-
noist ; Paris, an VII.)

Nous retrouvons le même silence sur la Chique chez un
voyageur dans les mêmes contrées, voyageur dont l'ou -
vrage a été édité par Duvallon, et qui n'eût certainement pas
omis de parler de la Chique, si elle y existait, apr ès s'être
exprimé , avec tant d'amertume, contre « les moustiques
« et les maringouins qui y assaillent l'homme, dit l'auteur,
« depuis le commencement du printemps jusqu'à la fin de
« l'arrière-saison (1).» (*Vue de la colonie espagnole du Mis-
sissipi, ou Floride occidentale, en l'année* 1802 ; Paris, 1803.)

Ajoutons que plusieurs Américains des États-Unis, que
nous avons consultés en France sur l'existence de la Chique
dans le sud de ces États, sont tous dans la même ignorance
à cet égard. Cependant, M. Glover (Townend), entomolo-
giste attaché au département de l'agriculture des États-Unis,
à Paris dans ce moment, croit avoir entendu dire, lorsqu'il
explorait les Carolines et les Florides, il y a de douze à
quinze ans, qu'elle existait et dans la partie la plus sud de
la Floride orientale, et dans la partie du Texas la plus voi-

---

(1) Outre les Moustiques et les Maringouins qui tourmentent
l'homme dans le sud de l'Union, et jusque par une latitude assez élevée, il s'y trouve encore deux autres insectes très-désagréables et qui
atteignent les chasseurs et autres habitants fréquentant les forêts.
Ce sont la Tique, espèce d'*Ixode*, et la Bête rouge, qui n'est qu'une
larve, comme on sait.

sine du Mexique. Ce même naturaliste, à l'époque dont nous parlons, eut beaucoup à souffrir d'une Chique à la Nouvelle-Orléans (Louisiane), mais il l'avait contractée au Vénézuela quinze jours auparavant. L'insecte siégeait au deuxième orteil du pied gauche, près de l'ongle, qui se détacha complétement, par suite des désordres produits dans la partie par le parasite.

De tout ce que nous avons dit jusqu'à présent, sur l'existence géographique de la Chique, nous nous croyons suffisamment fondé à établir qu'elle ne s'avance, ni dans le nord ni dans le sud, au delà du 30ᵉ degré de latitude. Et, en effet, nous avons vu que, pour l'Amérique du Sud, Coquimbo, où elle s'observe, est située par les 29° 54'10" de latitude, et que, pour l'Amérique du Nord, l'île de la Providence, pour laquelle nous possédons une observation de Catesby, est située par les 25° 4" 33' de latitude.

Que si nous admettions, d'après les probabilités données par M. Glover, que l'insecte existe aussi et dans le sud de la Floride orientale, et dans la partie du Texas la plus voisine du Mexique, l'existence géographique de la Chique, dans l'Amérique du Nord, pourrait être reportée de plusieurs degrés plus au nord que l'île de la Providence, mais, pourtant, sans atteindre encore le 30ᵉ degré de latitude.

Après avoir cherché à déterminer jusqu'à quel degré de latitude, tant dans le nord que dans le sud, la Chique s'avance, il est naturel de chercher à déterminer aussi jusqu'à quelle altitude on la rencontre. Selon de Humboldt, dans l'Amérique méridionale, elle est multipliée de 1,000 à 2,000 mètres d'altitude, qui est la région des fougères arborescentes; elle le serait même plus que dans les plaines. « L'homme, « le singe et le chien, dit le célèbre voyageur, y sont in- « commodés par une infinité de Chiques qui sont plus « abondantes que dans la plaine (1). » Je ne sais jusqu'à

_____

(1) Amérique espagnole, dans la *Géographie de Malle-Brun.*

quel point cette assertion peut être fondée. Toujours est-il que la Chique est très-multipliée sur la plage maritime. Selon toute vraisemblance, l'altitude à laquelle elle peut arriver varie, comme la température, selon la distance de l'équateur. Toujours est-il que la Chique, qui existe à Santa-Fé de Bogota, dont l'altitude est de 2,661 mètres, n'existe pas à Mexico, dont l'altitude n'est que de 2,274 mètres. Or, Santa-Fé de Bogota est située par les 4° 35′ 48″ de latitude nord, tandis que Mexico l'est par les 19° 25′ 45″ de latitude également nord.

La Chique a été observée dans la dernière de ces localités et par le naturaliste Justin Goudot, et par M. le docteur Roulin. Et, cependant, la plupart des autres insectes des terres chaudes, situées par la même latitude, disparaissent à cette élévation, où le thermomètre descend la nuit, pendant les jours nébuleux et pluvieux, jusqu'à de 5 à 4 degrés au-dessus de zéro, d'après le voyageur Leblond (1).

Ainsi on la retrouve jusqu'à 3,100 mètres d'altitude à Tuquerres (Triana), située par 1 degré de latitude nord, province de Pasto, au nord-est de Quito.

Je remarque que M. le docteur Martin de Moussy, déjà cité, a été atteint de Chiques à Oran, province de Corrientes, dont l'altitude est de 310 mètres, et la latitude de 23° 71′. Par cette même latitude, selon le même voyageur, tout insecte a disparu à 2,500 mètres d'altitude.

Il va sans dire que, dans son état parasitaire, la Chique

____

(1) *Mémoire sur l'histoire naturelle de Santa-Fé de Bogota*, dans le *Journal de physique*, t. XXVIII, p. 322, année 1786.

Au commencement de notre campagne du Mexique (novembre 1862), alors que les troupes, campées dans les terres chaudes, étaient fortement éprouvées par les Chiques, celles qui, en même temps, occupaient le plateau de Pérote, situé en terres froides, n'en souffraient pas moins, à tel point que, pour en prévenir de nouvelles attaques, le général Bazaine (aujourd'hui maréchal), dont elles formaient la division, dut prescrire une visite journalière des pieds des hommes.

peut être transportée bien au delà du 30ᵉ degré de latitude, soit dans le nord, soit dans le sud, et sans qu'elle en
paraisse souffrir le moindrement, témoin ces deux
Chiques que le docteur Montegazza avait contractées, sans
s'en douter, à Assomption (Paraguay), située par les
25° 26′ de latitude sud, et dont il ne s'aperçut que
600 milles plus loin, dans le sud. C'était au point de son
débarquement, à Rosario (province de Cordova), situé
par les 32° 51′ de latitude australe. Ce changement de cli-
mat n'avait nui, en aucune manière, au développement
des œufs des deux parasites. « Senza che questo cambia-
« mento di clima, dit notre voyageur, impedisse lo svi-
« luppo delle uova. » (*Sulla America meridionale,* ou *Let-
tere mediche del dottore Paolo Montegazza,* t. Iᵉʳ, p. 285 ;
Milan, 1858.)

3. — Localités habitées par la Chique, — saison
pendant laquelle on l'observe, — ses ennemis.

Localités habitées par la Chique. La Chique vit en plein
champ, dans les maisons ou habitations humaines et dans
les habitations animales.

En plein champ, c'est surtout dans les terrains sablonneux qu'on la rencontre, et de là le nom de puce de sable
que lui donnent quelques voyageurs. « Ce sont de petits in-
« sectes blancs (1) vivant dans le sable, dit Tschudi, *Peru
« Reiscskirzen,* p. 310, 1861 ; » il dit encore, *eodem loco,*
qu'ils sont communs au Pérou, et qu'il en contracta jusqu'à
six en un jour, dans la vallée de Passamayo. De son côté,
M. Burmeister, après avoir dit qu'il fut atteint par une puce
de sable à Friburg, ajoute : « Mais mon fils, qui allait beau-

(1) Nous ferons remarquer, sur cette couleur blanche donnée à la
Chique par Tschudi, que la Chique qu'on rencontre en plein champ,
comme la puce en Algérie, si commune dans les sables du rivage de
la mer, est d'une couleur plus ou moins terne, couleur sans doute due
à la privation où elles sont alors, l'une et l'autre, de la nourriture
animale dont elles reçoivent en partie leur coloration.

« coup plus que moi dans les chemins, en avait presque
« tous les jours. » (*Reisenach Brasilien*, p. 284, 1853.)

Le sable du rivage de la mer en est tout infesté en certains temps. Ainsi, au mois de janvier 1822, une frégate
sur laquelle j'étais embarqué, la *Duchesse de Berry*, se
rendait de Saint-Domingue à la Martinique. Comme elle
se trouvait près du village de l'Aguadilla, où existe une
aiguade, et qu'elle avait besoin de faire de l'eau, elle s'y
arrêta à cet effet, une ou deux heures au plus. Eh bien !
ce court laps de temps suffit pour que plusieurs officiers
du bord et autres, qui avaient été le passer sur la plage,
eussent tous des Chiques quelques jours après.

Dans les maisons ou habitations humaines, la Chique
vit dans les rez-de-chaussée, au milieu de la poussière et
de la cendre des foyers; elle ne s'élève dans les étages supérieurs que lorsqu'elle y est portée par l'homme, ou par
des animaux tels que le chien et le chat.

Aux Antilles, les cases ou habitations des nègres en
fourmillent, et il en était de même des cases ou habitations de leurs prédécesseurs dans le pays, les Caraïbes.
Dupuis, le missionnaire, signale, comme une occupation
accoutumée des derniers, l'extraction de la Chique qu'ils
se faisaient dans leurs cases. Après avoir dit que les plus
désœuvrés d'entre eux se coupaient, avec un couteau, les
poils de la barbe les uns après les autres, il ajoute : « Ou
« bien, ils arrachent de leurs pieds des chiques qui sont
« comme des puces à leur naissance, mais qui grossissent
« jusqu'au volume d'un pois, après s'être nourries,
« pendant un certain temps, au pied, ou dans quelque
« autre partie du corps. » (*Relation de l'établissement d'une
colonie françoise dans la Gardeloupe, isle d'Amérique, etc.;*
Caen, 1652.)

Patrice Brown dit que la Chique est très-multipliée dans
les habitations et dans les plantations de patates (1), ce

---

(1) Patrice Brown, *Natural history of Jamaïca*, t. II, p. 448.

qui doit tenir, pour les derniers lieux, à ce qu'ils sont très-fréquentés par les nègres, pour les soins qu'exige la patate. On sait que la patate (*Convolvulus batatas*) entre pour beaucoup dans l'alimentation des nègres.

Les ateliers, les manufactures, les casernes, les hôpitaux, partout enfin où l'homme se trouve réuni en plus ou moins grand nombre, la Chique est multipliée. En général, les lieux sales ou seulement poudreux en sont infestés, surtout ceux qui, après avoir été habités, ne le sont plus depuis quelque temps. C'est l'histoire de la puce dans les mêmes circonstances. Tout le monde sait que, chez nous, il suffit de se présenter à la porte d'un appartement ou de quelque autre local inoccupé depuis un certain temps, pour être aussitôt couvert de puces ; en Algérie, on en devient alors tout noir, *de pedibus ad capitem*. C'est ce que nous expérimentâmes en 1839, dans un de nos campements de la route de Philippeville à Constantine, campement qui avait été abandonné, et que nous venions de reprendre. De là son baptême militaire , le *Camp des puces*, nom qu'il porte encore, je crois.

Bien que les lieux sales ou seulement poudreux, comme nous le disions plus haut, soient infestés de Chiques, il n'est pas rare d'en rencontrer aussi dans les lieux les plus propres et les mieux tenus, et c'est ainsi que j'en voyais assez souvent sur mon parquet, et même sur les papiers de mon bureau, à la Martinique et à la Guadeloupe. Ces Chiques étaient sans doute apportées des lieux où elles étaient écloses, soit par l'homme, soit par des animaux, soit par des objets dans lesquels elles s'étaient introduites.

Rengger dit avec vérité, dans son ouvrage sur le Paraguay (1), qu'il suffit que l'homme établisse sa demeure en un lieu, pour que la Chique l'y suive aussitôt et le tourmente, lui et ses animaux domestiques, ses chiens surtout.

(1) *Reise nach Paraguay*, cap. xv, p. 274, 1825.

Il ajoute que, si ce même lieu vient à être abandonné, l'insecte, après y avoir pullulé pendant le premier mois, en disparaît peu à peu. Cette disparition, dans les idées de Rengger, aurait pour cause le manque de pâture humaine; mais, comme, selon toutes les probabilités, et ainsi que nous le verrons en son lieu, la Chique qui s'attaque aux animaux n'est autre que celle qui s'attaque à l'homme, il resterait à la Chique, dans la circonstance dont nous parlons, à défaut de pâture humaine, des pâtures animales, telles que des rats et des souris, ainsi que des chats venus à la poursuite de ces deux sortes de rongeurs.

Les habitations animales où se rencontre la Chique sont les écuries, les basses-cours, les bergeries, etc., et surtout celles de ces habitations où les animaux sont réunis en plus ou moins grand nombre. C'est ce qui résulte de l'observation de tous les voyageurs, comme nous le verrons plus loin.

Ulloa, que nous avons déjà cité, attribue la grande multiplication de la Chique, à Lima, à la quantité de crottin de mules dont les rues étaient constamment couvertes de son temps, état de choses qu'on ne retrouve plus aujourd'hui que dans les *coralès*, enclos ou grandes cours, sortes de caravansérails dans lesquels on réunit tous les troupeaux qui sont amenés à Lima.

Un temps sec paraît favorable à la multiplication de la Chique (1), remarque qui avait déjà été faite du temps

---

(1) A la Martinique, en 1823, beaucoup de Chiques existaient, tant sur nos militaires que sur les nègres des habitations, pendant les mois d'octobre, de novembre et de décembre. Dans les derniers jours de novembre, je m'en suis extrait deux au moment de leur introduction. Sur les dix observations que je rapporte, neuf ont été recueillies, savoir : quatre en mars, une en avril, une en mai, une en septembre et deux en novembre.

De son côté, au Mexique, M. le docteur Vizy, que nous aurons encore à citer plus loin, a observé la Chique, non pas isolément, mais sur une assez grande échelle, savoir : en janvier et février, à du père Bouton, qui dit, parlant des indigènes ou Caraïbes de la Martinique : « Ceux qui arrosent souvent leurs « cases n'ont pas de Chiques, à quoi l'eau de mer est « meilleure (on comprend de suite pourquoi) que celle de « rivière, combien que celle-ci soit bonne. » (*Relation de l'establissement des François en l'isle Martinique, depuis l'an* 1635, etc., p. 91; Paris, 1640.)

Dans la Confédération Argentine, selon M. le docteur Martin de Moussy, elle se verrait en toute saison sur le littoral, tandis que, dans l'intérieur, elle ne disparaîtrait l'été que pour reparaître l'hiver, et avec plus d'acharnement. Pendant cette dernière saison, d'après le même voyageur, le séjour de Tucuman deviendrait détestable par la présence de l'insecte. Partout où il se trouve, on ne le rencontre pas seulement dans les habitations des villes et des campagnes, mais aussi en plein champ, où il est attiré par le passage des troupeaux et par leurs pacages surtout, ce qui fait dire à M. de Moussy : « Il infeste « même des parties de champs et de bois où l'on est tout « étonné d'en trouver sur le sol. » (*Description géographique et statistique de la Confédération Argentine,* etc., t. II, p. 52; Paris, 1860.)

Saison pendant laquelle on observe la Chique. La Chique s'observe toute l'année; elle est pourtant plus commune pendant l'hivernage, saison constituée par des pluies abondantes, que dans les autres saisons.

Ennemis de la Chique. — Selon Claude d'Abbeville, missionnaire au Brésil, la Chique aurait un grand destructeur dans le Ravet ou Kakerla (*Kakerla americana*), le *Koueioup* des Indiens du Brésil. Ce voyageur, déjà cité, dit, après avoir parlé des grands ravages faits dans les maisons par

Tejeria et à la Soma (Tejeria à 4 lieues de Vera-Crux, et la Soma à 7); en mars, à Tehuacan; en avril et mai, sur la route de Puebla; de mai à septembre, à Orizaba; en octobre, à Ingenio.

le Kakerla : « Ces petits animaux mangent les *Taons*, et
« c'est pour cela qu'il y a peu de *Taons* à Mayone, village
« de l'île de Maragnan, parce qu'il s'y trouve une grande
« quantité de *Koueioups*. » (*Histoire de la Mission des pères
capucins en l'isle de Maragnan et terres circonvoisines*, etc.,
p. 256 ; Paris, 1614.)

Est-ce l'insecte lui-même, c'est-à-dire l'insecte à l'état
parfait, ou bien l'insecte dans ses états de larve et de
chrysalide, que le *Koueioup* détruit ainsi ? Il le détruit vrai-
semblablement sous ces différents états ; il ne serait même
pas impossible qu'il le détruisît ou, du moins, qu'il l'atta-
quât jusque dans son état parasitaire, puisqu'on le voit
s'attaquer à l'homme lui-même pendant son sommeil, pour
y ronger les parties qui peuvent être imprégnées de quelque
matière grasse ou sucrée. « C'est pendant la nuit qu'ils
« font leurs ravages, dit Catesby, parlant des Ravets, et
« qu'ils mordent les gens dans leurs lits, mais surtout les
« doigts des enfants, où il peut être resté quelque chose
« de gras (1). » (Catesby, *Op. cit.*, p. 110.)

Claude d'Abbeville, à l'occasion de la destruction des
Chiques par les Ravets, fait cette philosophique réflexion,
que les premières, qui s'attaquent à l'homme comme pour
le dévorer, sont mangées par les Ravets; que ceux-ci sont
mangés par les poules, les canards et autres animaux de
basse-cour, tous animaux qui, à leur tour, sont mangés
par l'homme.

Selon Rodschied, la Chique aurait aussi un ennemi dans
l'Abeille. « Les Abeilles, dit Rodschied, tuent les Chiques,
« comme le Citron. » (*Medicinische und Chirurgische* Be-
merkungen reber *das clima*, etc., *von Essequibo*, p. 307 ;

____

(1) Tout le monde connaît, sous les tropiques, les ampoules qui,
du soir au lendemain, apparaissent sur les lèvres, et que les habitants
de la Trinidad, à l'embouchure de l'Orénoque, désignent sous le nom
de *Baiser du Ravet*. C'est le produit du passage du Ravet sur les lèvres,
où il vient à la recherche des traces d'aliments qui peuvent s'y trouver encore.

1796.) Cette assertion du voyageur allemand n'est appuyée
sur aucun fait, et c'est d'autant plus regrettable qu'on ne
voit pas dans quel but l'Abeille, ou quelque autre hymé-
noptère voisin, s'attaquerait à la Chique. Rappelons, à
cette occasion, que notre puce (*Pulex irritans*) a un ennemi acharné dans le *Chelifer cancroides*, ainsi qu'il résulte
de nos observations sur cette arachnide, publiées dans le
Courrier des sciences, de l'industrie, etc., du 11 septembre
1864, n° 11, p. 288-290. Or, il est permis de croire que
d'autres *Chelifer* des mêmes localités que celles habitées
par la Chique, ne lui font pas une guerre moins active que
celle que notre *Chelifer* fait à la puce commune ou ordinaire.

V. Description.

Comme nous l'avons déjà dit, p. 3, la Chique, à première vue, ne paraît différer de la Puce que par un
volume moindre et des pattes postérieures plus courtes,
mais la tête est proportionnellement plus forte que celle
de la dernière. Le mâle, comme celui de la Puce, est
beaucoup plus petit que la femelle. Chez les deux insectes,
la Chique et la Puce, la peau est dure, corriace, difficile
à déchirer.

La Chique est obovée, aplatie, d'un brun rougeâtre,
avec une tache blanche sur le dos.

Les antennes ont le même nombre d'articles que celles
de la Puce; les pattes sont blanchâtres à leur jointure.

L'appareil buccal diffère assez de celui de la Puce,
ainsi qu'il ressort de ce que nous allons en dire.

Le rostelle est plus long que celui de la Puce; il dépasse
les antennes qu'il n'atteint pas chez le dernier insecte.
Cet appareil est fort roide et obtus ; il est muni de trois
dards ou lancettes, tandis que celui de la Puce n'en compte
que deux. De là, sans doute, quelque modification dans

là forme de la piqûre, comme aussi dans la sensation qui l'accompagne.

La lèvre inférieure, au lieu d'être, comme chez la Puce, un corps oblong, terminé par deux palpes très-grands et quadriarticulés, est une sorte de lancette supplémentaire, de la longueur des autres lancettes, mais un peu plus étroite et légèrement pointue. On n'y voit pas de papilles latérales que semblent remplacer des sillons, au nombre de trois ou quatre.

Les deux lancettes, que la Chique possède en commun avec la Puce, sont grandes, étroites, un peu obtuses, légèrement concaves du côté interne, et munies, sur les bords, de deux rangées de papilles très-fortes, dirigées en avant. Elles sont rapprochées de la sorte de lancette propre à la Chique, et semblent dépourvues d'étui.

Chez la Puce, la gaîne formée, à l'extérieur, par l'accolement des mâchoires, est assez développée ; elle arrive jusque vers la moitié des lancettes, ses deux palpes atteignant leur sommet : chez la Chique, les mâchoires sont petites, presque rudimentaires et beaucoup plus courtes que les lancettes (1).

Le mâle, comme nous l'avons dit, est plus petit que la femelle, dont l'abdomen est plus développé. Aussitôt après la fécondation, celui-ci grossit en s'arrondissant, et de manière à donner à l'insecte l'aspect d'une vésicule d'un blanc terne. Mais n'anticipons pas sur ce que nous avons encore à dire sur le même sujet, dans le chapitre suivant.

A la succincte description que nous venons de donner de la Chique, nous ne saurions nous dispenser de joindre celle qu'en fait M. Karsten, description beaucoup plus complète et qui, en outre, s'étend aux deux sexes ; seulement, dans la traduction que nous en donnons, la pensée de l'auteur n'a pas toujours été bien saisie, —

(1) Tous les détails sur l'appareil buccal ont été fort bien rendus par Moquin-Tandon, *Op. cit.*, fig. 109, p. 292.

ce qui tient à l'étude toute microscopique du sujet, — de sorte que notre traduction se trouve entachée d'obscurités qu'il n'a pas dépendu de nous de faire disparaître (1). Nous laissons parler l'habile observateur de Berlin :

« C'est à Dugès qu'on doit les premières données sur la composition de l'organe ou appareil perforateur de la Chique (p. 114), appareil qui entre dans la composition de la lèvre inférieure, concurremment avec les antennes, les mâchoires et les mandibules.

« *Mâchoires*. Les mâchoires ont précisément la forme que leur assigne Dugès (pl. ii, fig. 3, 4 et 13) ; elles sont si larges, qu'elles couvrent, par leurs parties antérieures, la base des mandibules.

« *Joues et antennes ou petites antennes*. Les joues ont des rebords garnis de plusieurs rangées de soies en forme de cils ; elles sont plates et présentent trois côtés superposés et portant, à leur face externe, près de leur bord supérieur, des antennes à quatre articles en forme de soies velues (pl. i, fig. 3 et 8 ; pl. ii, fig. 1 et 13). Le plus long des articles inférieurs de ces antennes est un peu recourbé en dedans, et la courbe de sa surface est garnie d'une ouverture circulaire ou, pour mieux dire, d'une membrane très-mince qui y ressemble.

« *Articles des antennes*. La longueur des trois articles supérieurs des antennes est très-indéterminée selon les individus : tantôt elle est égale pour chacun d'eux, et tantôt l'article inférieur est trois fois plus long que les autres. On n'a pu rien établir de certain à cet égard.

« *Mandibules*. Les mandibules (pl. ii, fig. 12 et 13) sont d'un quart plus longues que les antennes de la mâchoire ; il en est de même de celles du *Pulex irritans*, avec lesquelles

(1) L'auteur lui-même n'a pas été plus heureux que le traducteur dans cette circonstance, notre langue ne lui étant pas familière.

Nous devons notre traduction à M. Gabriel Cap, très-versé dans les langues allemande et anglaise, et dont l'obligeance, envers tous les savants qui y recourent, ne saurait être plus grande.

elles ont beaucoup de rapports pour la forme et les dimensions. Leur forme est celle de cannelures au bord et à leur face supérieure ; elles sont noueuses au bord. Au milieu de l'organe, les cannelures sont séparées l'une de l'autre par une surface lisse. A partir de la base des mâchoires, ce trait de séparation n'existe plus au bord supérieur ; il n'est plus indiqué que par des dents pointues dirigées en haut. A l'extrémité de la mâchoire (pl. ii, fig. 12), à l'endroit même où les traits ou points noueux des surfaces de côté se rétrécissent et s'arrêtent, on observe, à l'extrémité externe de chaque mandibule, un crochet recourbé en arrière. Ce crochet, sans doute, est la cause de la difficulté qu'on éprouve à extraire l'animal quand il s'est introduit dans la peau.

« *Appareil de perforation.* C'est dans l'espace creux, à diamètre parabolique, que les deux corps cannelés laissent entre eux, que se trouve l'appareil de perforation (pl. ii, fig. 13 et 14), l'analogue de l'épipharynx chez les Diptères. Sa base, très-élargie au-dessous du vertex, est placée sous les yeux, et constitue le commencement du gosier. Cet organe est aussi un corps cannelé dont la partie creuse est tournée en dedans (pl. ii, fig. 10 et 11).

« L'appareil de perforation est de forme prismatique ; ses parois de côté divergent plus ou moins rectangulairement. Sa surface dorsale, tournée en dedans, présente une arête saillante qui, à son extrémité antérieure, est garnie de trois dents semblables à celles d'une scie.

« *Dents de l'appareil perforateur.* Ces dents sont assez espacées. La dernière a la pointe un peu en arrière ; les deux autres ont leur pointe dirigée en haut. Ces dents, en forme de dents de scie, comme nous venons de le voir, sont plus nombreuses chez le *Pulex irritans*, sur toute la longueur de l'organe. Chacune des deux parois de côté de la cannelure, au-dessous de sa base, est pourvue d'une bande en forme de bourrelet, légèrement rayée en travers et qui bouche un canal. A l'extrémité antérieure, près de l'ouverture de ce conduit, est une très-forte épine dont l'extrémité dépasse légèrement le corps cannelé.

« *Trois autres dents plus faibles semblables à celles de la Puce.* On remarque, comme chez le *Pulex irritans*, trois autres dents plus faibles, en forme d'aiguille, qui semblent être l'extremité de lames très-délicates annexées au fond de la cannelure. L'une d'elles est plus large, à elle seule, que la paroi de côté de la cannelure, de telle sorte qu'elle la dépasse lorsque l'organe est vu de côté. Cette surface—peut-être double—forme une dent qui s'avance ; elle est un peu chitinisée et jaunâtre à l'extrémité, tandis que les autres sont délicates et transparentes. Il importe qu'elles soient bien éclairées pour bien juger de leur forme et de leur connexion.

« Chez le *Pulex irritans*, l'organe, un peu plus petit, a la même structure ; il est assez difficile à reconnaître chez les deux espèces, à raison de la grande délicatesse et de la transparence des diverses parties qui le composent.

« *Absence d'une lèvre supérieure.* Il n'existe pas chez la Chique, comme chez les Diptères, une lèvre supérieure, recouvrant l'appareil de succion ou perforation ; elle manque ici, comme chez la plupart des *Pulices*.

« *Lèvre inférieure.* La lèvre inférieure (pl. ii, fig. 4, 7, 8 et 13) est tout aussi développée que chez les derniers ; elle est de même longueur que les mandibules qui l'entourent plus ou moins en dessous, et se compose de trois parties, comme chez le *Pulex irritans*. La partie inférieure, un peu convexe, forme le menton (K, fig. 3 et 4), qui se prolonge sous forme d'une cannelure inarticulée, ouverte en dessus et fendue en avant. Sur chacune des deux divisions, toutes deux écourtées et légèrement échancrées, on remarque, comme constituant une troisième partie de la lèvre, une surface concave, en forme de lancette, de la longueur et même un peu plus longue que les deux parties inférieures réunies. Cette surface n'est ni articulée ni couverte de soies, comme chez le *Pulex irritans*.

« Les parties dont nous parlons sont en forme de palpes; outre qu'elles n'ont que peu de consistance, elles sont situées à l'extrémité de la lèvre, qui est échancrée, de sorte qu'elles se brisent aisément (pl. ii, fig. 4, L), et c'est ce qui fait qu'elles n'ont été aperçues ni par Dugès, ni par M. Guérin.

« *Tête, poitrine et pattes*. La tête, la poitrine et les pattes se ressemblent dans les deux sexes, et sont telles que Dugès les a décrites. Quant à la tête en particulier, légèrement aplatie au sommet, elle est limitée, dans la partie qui avoisine les joues et le front, par un filet un peu saillant et portant une série de petites soies droites et fortes. L'occiput, très-finement velu, s'abaisse vers la partie antérieure de la tête, sous forme d'une crête saillante qui disparaît à l'approche du front.

« *Les yeux*. Les yeux, chez les deux sexes, sont grands, en forme d'œuf et unis. Ils sont recouverts d'une peau cornée, sans aucune facette.

« *Grands nerfs optiques*. Les grands nerfs optiques sont très-développés; ils occupent la plus grande partie de l'hémisphère frontal, où l'on peut reconnaître, très-clairement, les extrémités des faisceaux nerveux auxquels ils se rattachent.

« *Grandes antennes*. Derrière les yeux sont placées, dans une facette des joues, de grandes antennes à trois articles, dont l'extrémité, de forme ovale, est couverte de soies; elles sont au nombre de six, du côté tourné en arrière, et forment une rangée d'ovales amincis qui semblent percés de trous entourés, chacun, d'un anneau épais. A l'extrémité de la partie ovale est attaché, par un long manche de forme cylindrique, un prolongement ayant la forme d'un marteau de même longueur. Le manche s'enfonce dans une ouverture ronde où elle peut se retirer. A tout attouchement extérieur, les parties délicates formant l'ouverture de forme ovale, sont garanties par de longues soies qui s'y recourbent. Celles-ci sont placées près de l'ouverture où est située la partie en forme de marteau. Le troisième article, très-petit, en forme d'ellipse, est fixé à une des extrémités de l'angle postérieur de la fossette des antennes, et se rattache à l'antenne simple du milieu (pl. i et ii).

« *Petits anneaux libres de la poitrine*. La poitrine compte trois petits anneaux libres; le postérieur est partiellement recouvert par le rebord postérieur du précédent. Tous s'élargissent un peu au-dessous, et sont percés d'un stigmate qui aboutit à une trachée étroite ; leur extrémité inférieure adhère à trois épimères auxquels les hanches sont fixées.

« *Hanches*. La troisième de ces hanches finit, en avant et en arrière, dans une continuation très-prononcée de la grande épine à la découverte de laquelle M. Guérin attache de l'importance.

« *Cuisse*. La cuisse, qui est très-forte, se relie à la hanche par le moyen du trochanter ; elle est garnie, au milieu de sa surface externe, d'un rang de fortes soies. L'article supérieur du tarse, de la patte postérieure, est aussi garni, à son arête inférieure, de fortes soies en forme de peigne.

« *Hanches et cuisses*. Les hanches et les cuisses, larges en dessus, pointues en avant, ont, à l'extrémité de la partie qui se recourbe, une échancrure où se trouve le tissu élastique par le moyen duquel l'insecte peut s'élancer.

« La forme des articulations des pattes et la manière dont elles sont garnies de poils sont représentées dans les planches i et ii, lesquelles planches donnent aussi la structure générale de l'insecte.

« *Pattes*. Les pattes de derrière sont complétement inutiles à l'insecte ; ses seules pattes de devant, dans sa marche, se meuvent en se croisant ; quand il saute, il ne s'élève que de quelques pouces seulement.

« *Ecusson en forme d'aile immobile*. Au troisième

anneau, le plus postérieur, de chaque côté et au milieu, est annexé un écusson en forme d'aile, étroitement appliqué au corps et immobile; sa plus grande largeur suit la ligne médiane du corps et couvre presque la moitié de l'abdomen.

« Entre les deux écussons, sur le dos, se trouve le premier anneau postérieur, qui est très-étroit, et dont la moitié est à découvert.

« *Absence d'une deuxième paire d'ailes.* Il n'existe pas de deuxième paire d'ailes, mais bien une surface de côté entièrement couverte par l'aile. Cette surface se rattache à l'anneau postérieur de la poitrine; elle réunit le rebord du premier anneau du dos au rebord correspondant de l'anneau du ventre, comme on le voit pl. i, fig. 3, et pl. ii, fig. 1, où la surface est indiquée avec ses stigmates transparents. Cette partie ne peut être considérée comme une deuxième paire d'ailes, tant à cause de son union immobile, près de la première paire, au troisième anneau de la poitrine, qu'à cause de la présence d'un stigmate à son extrémité supérieure, et qui la fait reconnaître comme de nature épidermique.

« *Appendice du troisième anneau de la poitrine.* Chacun des deux appendices, en forme d'aile, du troisième anneau de la poitrine, porte, à sa surface supérieure, deux soies recourbées en arrière et assez éloignées l'une de l'autre. Chez quelques individus faisant exception, je n'ai trouvé qu'une seule soie à l'aile.

« *Demi-anneaux et anneaux.* Chacun des huit demi-anneaux du dos supporte une soie semblable. Le premier de ces anneaux est petit, étroit et mal conformé; les autres entourent complétement l'abdomen, avec les anneaux correspondants qui s'y enchaînent.

« *Partie postérieure du corps.* Entre les demi-anneaux, entièrement chitinisés et reliés l'un à l'autre par une membrane douce, plissée et qui entoure chacun des anneaux de la poitrine, ainsi que leurs rebords, on voit, à

la partie postérieure du corps, un grand nombre de surfaces ou appendices appartenant aux parties génitales,
appendices plus ou moins fendus et différant, dans leurs
formes, selon le sexe des individus.

« *Stigmates et trachées.* Les stigmates, chez le mâle,
sont placés près des soies, un peu en avant et au-dessous
des dernières.

« Au premier des sept anneaux du corps, les stigmates,
qui sont des ouvertures étroites et arrondies, ressemblent
à celles du *Pulex irritans ;* elles aboutissent à une trachée
étroite, et sont entourées par un rebord à six cellules
(pl. ı, fig. 7).

« Au huitième et dernier anneau entier est un stigmate,
de sixième grandeur, qui aboutit dans le cloaque ; il est
entouré d'un cercle de soies qui, en se recourbant sur
elles-mêmes, en ferment l'entrée (pl. ıı, fig. 1 et 2). La
trachée de ce stigmate est le double des autres avec lesquelles elle se relie, de chaque côté, à une longue tige
commune, de laquelle partent des branches se dirigeant
vers le cloaque.

« *Trachées de la femelle.* Les trachées de la femelle diffèrent de celles du mâle par le nombre et par la forme.
Près des grands stigmates est une large trachée qui ressemble à un sac pulmonaire très-développé ; elle a trois
fois la largeur de celle du mâle. Trois trachées, très-
larges, sont offertes par les septième, sixième et cinquième
anneaux du dos, et ressemblent au grand stigmate du
cloaque.

« Les grosses épines qui se voient sur les larges stigmates de la femelle, de même que celles existant aussi sur
celles du cloaque du mâle, se rejoignent pour empêcher
l'entrée des corpuscules dans les trachées. Elles sont implantées sur le dernier anneau de la trachée appelée *peri-
trema* (pl. ı, fig. 3 et 6), tandis que d'autres fortes épines
obliques,—comme celles qu'on observe sur le *Lampyris*, et
sans doute destinées au même but, — sont placées près des

anneaux des trachées dont l'élargissement ressemble à un sac pulmonaire.

« *Les trois anneaux antérieurs du corps chez la femelle.* Les trois anneaux antérieurs du corps, chez la femelle, n'ont pas de stigmates ; seulement, le premier demi-anneau du dos, qui se rattache au troisième anneau du thorax, a des petits stigmates analogues à ceux du mâle, avec d'étroites trachées à surfaces plates, sous les ailes, comme on l'a indiqué pl. ı, fig. 3 et pl. ıı, fig. 1. Elles ont un stigmate semblable à leur extrémité supérieure.

« *Grands stigmates.* Les trois grands stigmates qui s'ouvrent sur le côté sont placés en ce même endroit ; comme ceux du mâle, ils sont si rapprochés du rebord de la surface dorsale, qu'ils sont recouverts par ceux des surfaces postérieures. Quoique ces stigmates brillent sur les parties où ils se trouvent, il importe pourtant, pour les bien voir, qu'ils soient suffisamment éclairés.

« Les quatre tiges, larges et cylindriques, du corps de la femelle se divisent, de chaque côté, en deux branches. Chaque branche se relie avec le reste par un prolongement qui court le long de l'abdomen, et dont les branches aboutissent aux organes internes, qui reçoivent également les ramifications des principales tiges de la deuxième branche.

« *Trachées de la femelle à l'état parasitaire.* Les trachées de la femelle, passant à l'état parasitaire, perdent entièrement leur structure spéciale. Leurs parois s'épaississent notablement ; leurs ramifications, d'abord rétrécies, de même que les branches et la tige, présentent, au moment où elles vont s'épaissir, un aspect poreux. La cause de ce phénomène n'est autre que le parasitisme, c'est-à-dire le nouveau mode d'existence de l'insecte, qui absorbe alors, pour son alimentation, une grande quantité de matières, tant pour lui-même que pour sa progéniture. Il n'en éprouve pas moins, en ce qui le constitue particulièrement, un certain amaigrissement ; en outre,

comme il est enveloppé de toutes parts, il ne trans-
pire plus, excepté pourtant aux anneaux comprenant les
derniers stigmates, qui restent encore quelque peu accessibles à l'air. De là, probablement, les modifications qui
s'opèrent dans les voies respiratoires, comme aussi la
disparition des parties chitinisées des anneaux postérieurs,
parties qu'on ne retrouve plus, bien que placées sous une
membrane très-délicate.

« Les trachées, par suite des modifications qu'elles
éprouvent dans le parasitisme, ont donc perdu l'exercice
des fonctions qu'elles exerçaient avant ; elles se trouvent
en même temps dans d'autres conditions d'alimentation,
comme toutes les autres parties de l'insecte, qui ne se
nourrissent plus alors que du suc nourricier fourni par le
corps sur lequel il se trouve, par l'intermédiaire de son
adhésion capillaire.

« *Modifications du* TRACTUS INTESTINALIS *dans le parasitisme.* De son côté, le *tractus intestinalis*, dans l'état
parasitaire, semble éprouver, comme chez les chrysalides,
une sorte de métamorphose rétrograde, métamorphose qui
ramènerait l'insecte à une vie, pour ainsi dire, complète-
ment végétative, comme beaucoup d'autres endo-parasites
nous en offrent des exemples. »

Diverses remarques de l'auteur. L'auteur fait remarquer que les stigmates situés près du cloaque, la dernière paire, et qui, par cette position, restent encore
exposés à l'air après la pénétration de l'insecte dans
la peau, n'en subissent pas moins, comme les autres,
un épaississement de leurs parois. Il fait remarquer
aussi que les autres stigmates, du moins les trois premières paires des plus larges, dans l'état précité, ne sont
pas en rapport avec le chorion ou derme, d'où ils pourraient recevoir du suc nourricier, mais seulement avec
l'épiderme, dans son état normal, et d'où, par conséquent,
ils ne peuvent rien recevoir. Il ajoute que, chez un insecte qui avait vécu plusieurs jours dans la peau, il ne

put découvrir les fines branches trachéales de la structure en spirale dont il a été parlé. Il serait pourtant nécessaire, ajoute M. Karsten, que ces parties communiquassent avec la paire de stigmates du cloaque, dans le cas où l'altération de structure de cette dernière paire devrait être rapportée, soit à la non-pénétration de l'air dans les trachées antérieures, soit encore, au contraire, à leur pénétration par un liquide.

« TRACTUS INTESTINALIS *chez l'insecte en liberté*. Lorsque l'insecte est en liberté, le *tractus intestinalis* est d'une structure analogue à celle des *Pulex*. On y remarque, en effet, avec un développement très-puissant des appendices glandulaires, une grande mollesse de quelques-unes de ses parties ; de telle sorte qu'il semble que, chez la Chique, la chylification s'opérerait seulement par un agent chimique, tandis que, chez les *Pulex*, l'action mécanique y contribuerait également. C'est ce qui ressort surtout de la nature du jabot qui, chez le *Pulex irritans*, est d'une structure cornée, à forme globuleuse, plissé et épineux à l'intérieur, tandis que, chez la Chique, il est simplement membraneux, avec des glandes papillaires dans l'intérieur. Des glandes semblables se voient dans l'estomac des deux espèces, la Chique et la Puce, surtout aux environs de l'orifice cardiaque.

« *Pharynx*. En avant du bronchocèle (gorge), chez la Chique, est un pharynx long et bien musclé, qui fait passer les aliments dans l'estomac, par des mouvements péristaltiques, à en juger par les nodosités dont il est constamment le siége. Ce pharynx est solidement fixé au centre d'un grand nombre de compartiments. A sa partie supérieure sont deux touffes ou faisceaux de glandes salivaires, de forme cylindrique, et dont chacun est enveloppé de ses émonctoires. Au lieu de ces petites glandes stipitées, en forme de poire, qui se voient chez le *Pulex*, et dont les conduits aboutissent à l'intestin, près du pylore, il existe, chez la Chique, deux longs tubes glanduleux dont le produit est versé dans un conduit ouvrant dans une partie de l'intestin que je n'ai pu déterminer, par l'impossibilité d'un examen convenable de l'intérieur du dernier.

« De tous les organes composant le *tractus intestinalis*, dans la femelle parasite, je n'ai pu rien reconnaître avec certitude ; car l'estomac et l'intestin étaient tellement ramollis, chez les sujets que j'ai examinés, qu'ils perdaient leur continuité pendant leur préparation.

« *OEufs*. Les œufs remplissent tout l'abdomen, qui s'en trouve alors très-dilaté ; ils y acquièrent une grandeur extrême, mais ils n'y arrivent jamais au développement complet de la larve, malgré l'opinion contraire de la plupart de mes devanciers. Et, en effet, outre qu'on n'a jamais trouvé, chez la mère, des œufs contenant des larves, il n'y a jamais qu'un seul œuf dans la poche de fécondation. Or, ce n'est que dans cette poche que la fécondation peut se faire. Peu après sa fécondation, l'œuf passe dans le vagin, et il est alors remplacé par un autre venant, comme lui, de l'ovaire géminé.

« Les œufs, complétement développés, ont atteint la moitié de la longueur de l'insecte infécondé (pl. i, fig. 5); ils ont pour coque une membrane fibreuse, parcheminée, et sont munis, à leurs deux extrémités, d'un groupe de petits pores ou micropyles. Ils ont pour siége la partie de l'ovaire la plus rapprochée du vagin (pl. i, fig. 12, V), et n'offrent alors aucun signe de fécondation.

« Le conduit excréteur ou d'évacuation (fig. 12, *U*), commun aux deux tubes de l'ovaire, ouvre dans la poche ou cavité de fécondation (fig. 12, B). Cette poche, constituée par une membrane élastique, a l'aspect d'un petit sac ; le long canal de la poche séminale y aboutit. Celle-ci est remplie de spermatozoïdes longs, filiformes, roulés en spirale, et fixés à un corpuscule elliptiforme par une substance soluble dans l'eau.

« *Poche séminale et spermatozoïdes*. La poche séminale,

qui est piriforme, est constituée par un tissu cellulaire élastique ; elle est reeouverte par un plan de fibres musculaires transversales, joint à du tissu cellulaire. Cette poche contient les spermatophores (fig. 10), qui sont des corps ellipsoïdes ; que, si on vient à l'ouvrir sous l'eau, les spermatophores s'y dissolvent, après s'être déroulés en un long fil qui exerce encore des mouvements pendant quelque temps (fig. 11).

« On ne parvient pas à observer un œuf mûr dans la poche de fécondation (pl. ɪ, fig. 12, B) ; car, dès qu'on commence à faire l'extraction d'une Chique parvenue au terme de sa gestation, les œufs s'échappent aussitôt du cloaque, conséquence de la pression alors exercée sur l'insecte, de sorte que son abdomen se trouve complétement vide et contracté après son extraction. »

Idées de l'auteur sur la sortie des œufs. Selon lui, la sortie des œufs se fait ainsi : l'œuf le plus mûr, poussé par les suivants, tombe dans la poche de fécondation, où sont des spermatozoïdes libres qui le fécondent, et, dès lors, commence le développement de l'embryon. Par suite de ce développement, et de celui de l'œuf lui-même par conséquent, le dernier est poussé dans le vagin par l'élasticité de la poche de fécondation où il se trouve.

Suivent des considérations sur lesquelles l'auteur s'appuie pour rejeter l'opinion d'après laquelle la larve éclôrait au sein de la mère, opinion bien jugée aujourd'hui, mais sur laquelle, néanmoins, nous reviendrons dans le chapitre suivant.

« *Organes sexuels.* Chez la femelle, les deux derniers anneaux sont fendus et conservent leur forme pendant toute la durée du parasitisme ; ils sont redressés verticalement et entourent ainsi le cloaque, qui est au niveau du derme.

« Chez le mâle (pl. ɪɪ, fig. 1, 2 et 9), les deux derniers anneaux sont également fendus et d'une forme toute particulière. Déjà le septième demi-anneau ventral, qui n'est pas fendu, est considérablement plus petit, et semble n'être qu'un simple sillon (fig. 1, 2 et 6).

« *Organes écailleux en forme de soupape.* Après le septième demi-anneau viennent deux organes écailleux en forme de soupape, et qu'on pourrait considérer comme une transformation d'un anneau ventral et d'un anneau dorsal. Ces organes servent à couvrir les organes extérieurs de l'appareil sexuel. Ils sont représentés, vus en dessus, dans les figures 5 et 6.

« *Tige en forme de tenaille.* Sous la soupape extérieure et supérieure est une longue tige en forme de tenaille. C'est l'appareil destiné à retenir la femelle dans l'acte de la copulation (pl. II, fig. 6, K). Les deux branches de cette sorte de tenaille sont en forme de pelle ; elles sont garnies de soies tout autour de leur rebord antérieur, et se meuvent inférieurement par le moyen d'une charnière.

« *Organes en forme de tube cannelé.* On compte deux paires de soupapes, une externe ou supérieure, et une inférieure. Les soupapes de la paire inférieure (B) sont plus longues et munies de soies plus petites que celles de la paire supérieure ; elles recouvrent la base de deux organes en forme de tube cannelé (X), ouverts dans toute leur longueur, et qui se réunissent, au moyen d'un rebord recourbé et taillé en pointe, avec ceux d'un organe central cannelé. Cet organe est ouvert en dessous (Z) ; ses parois, recourbées en dedans, viennent se rattacher aux derniers par le milieu. Ceux-ci sont recourbés vers le haut, et roulés en dedans postérieurement ; ils présentent deux tubes placés à l'entrée des deux canaux séminaux (V). Deux surfaces, longues et étroites (Y), non divisées à leur bord supérieur, échancrées au milieu, recouvrent l'organe en dessus. Ces surfaces (Y), pendant la copulation, se rejoignent avec leur moitié inférieure, dont la petite portion du milieu (E) est à angle droit en dessous ; elles sont disposées de manière à maintenir les deux individus réunis. La cannelure du milieu est ouverte en dessous (Z) ; elle présente, sur le côté inférieur de

3

ses pointes courbées de haut en bas, une ouverture servant de passage à l'extrémité du pénis (P).

« *Pénis*. Cet organe consiste en une tige arrondie, filamenteuse, en forme de tube, et munie de pointes dirigées en bas. »

Un jour, M. Karsten a vu le pénis sorti de son enveloppe et dans l'acte de la copulation ; il en a donné le dessin (fig. 6). Un autre jour, le même observateur a encore vu le pénis hors de son enveloppe, mais l'organe était alors brisé à son extrémité.

« *Enveloppe ou fourreau du pénis*. L'organe cannelé (Z, fig. 6) renferme le pénis, qui est retenu, à sa base, dans une cannelure ouverte et située dans l'abdomen dont les parois latérales, en cet endroit, s'élargissent, et présentent des surfaces rhomboïdales (P), situées près des rebords antérieurs de l'extrémité du corps. Ces surfaces peuvent, à l'aide de larges muscles (M), être ramenées jusqu'aux parois des ouvertures abdominales.

« *Tige en forme d'étrier*. Au fond de la cannelure située près du dos, entre deux surfaces, est la tige longue et étroite d'un corps en forme d'étrier (S), et qui a deux bras comme ceux d'un traîneau, tournés sur le devant et le dessous du corps. De l'extrémité de celui-ci part un muscle (M), et c'est par l'action de ce muscle que l'appareil sexuel sort et rentre.

« Les rebords de la partie en forme de tige (fig. 6, C) de l'organe cannelé et chitinisé sont recourbés vers le bas ; ils constituent une cannelure ouverte en dessus, et dans laquelle sont placés les deux cordons spermatiques (fig. 5 et 6, V). Cette cannelure est la voie par laquelle les spermatozoïdes se rendent de la glande séminale (G) dans l'organe du centre (Z), où se trouve le pénis.

« Hors le temps des amours, lorsque l'organe est rentré dans les parties qui le recèlent, le canal des vaisseaux spermatiques (C) forme un angle de 45° avec le fourreau du pénis (Z). L'extrémité, en formé de surface, qui se trouve près de l'abdomen, est recouverte par l'aile (fig. 1, pl. 11). A la figure 6, et faute d'espace sur la planche, le cordon a été placé obliquement, bien que, dans la position où ils sont dessinés, les organes externes C et Z fassent un angle plus émoussé en dessus.

« *Position relative des deux individus dans l'acte de la copulation.* De la forme de l'appareil sexuel du mâle semble résulter que, dans l'acte de la copulation, le mâle est supporté par la femelle, tandis que c'est tout le contraire qui a lieu chez la Puce (1). »

M. Karsten termine par des considérations anatomiques et physiologiques qui établissent les différences les plus caractéristiques existant entre la Chique et la Puce, différences qui nous paraissent avoir déjà été suffisamment indiquées.

VI. PHYSIOLOGIE PARASITAIRE.

Les phénomènes physiologiques offerts par la Chique jusqu'à sa fécondation diffèrent peu, s'ils diffèrent, de ceux offerts par la Puce, et c'est ce que nous avons déjà dit précédemment, de sorte que nous n'avons plus à nous occuper de l'insecte qu'à partir de sa fécondation.

L'insecte, après sa fécondation, — je ne saurais dire si c'est immédiatement après, — se porte soit sur l'homme, soit sur des animaux, pour y fixer sa demeure et son foyer de nutrition. Généralement, dans ce double but, il recherche les téguments dont l'épiderme joint, à une certaine épaisseur, une certaine mollesse ou laxité ; à savoir : une certaine épaisseur, parce que c'est sous l'épiderme, et avec son abri, qu'il doit passer tout le temps de sa nouvelle existence ; une certaine mollesse ou laxité, parce que cette mollesse ou laxité le rend plus perméable au parcours

(1) Karsten, *Op. cit.*, p. 65-83.

que l'insecte doit y faire pour se placer au-dessous (1).
Ces conditions sont réunies dans le rebord de l'épiderme
qui circonscrit les ongles chez l'homme, les griffes et
autres productions cornées des pieds chez les mammifères,
toutes parties qui sont en même temps, pour l'insecte, un
moyen de protection contre les agents extérieurs. Et, en
effet, le moindre choc, quelque pression, voire même une
simple piqûre, comme nous le verrons plus loin, peuvent
faire avorter l'insecte et le détruire ainsi avec toute sa
postérité.

La Chique s'introduit sous l'épiderme obliquement,
peut-être en suivant le trajet d'un des pores dont ce tissu
est perforé. On peut la suivre quelque temps dans sa
marche, et c'est alors que les Caraïbes disaient, selon le
R. P. Raymond : *Chicke-achéricati* (la Chique fait son
trou). Elle apparaît d'abord sous la forme d'un point brunâtre et allongé (couleur et forme de l'insecte). Ce point
disparaît de plus en plus, au fur et à mesure que l'insecte
s'avance vers le derme, où il s'arrête et pour y implanter
son appareil suceur, et pour s'y loger. A partir de ce moment, et par suite de son développement abdominal, —
conséquence de celui de ses œufs, — l'épiderme qui le recouvre se détache insensiblement et se soulève d'autant,
pour en permettre l'interposition entre les deux membranes. Alors, la tête et les pattes de l'insecte, en contact
immédiat avec le derme, sont entièrement cachées sous
son abdomen plus ou moins dilaté, et dont la partie postérieure apparaît seule à travers l'épiderme, sous l'aspect
d'un point *blanc de lait*. Ce point s'élargit chaque jour
davantage, jusqu'à acquérir le diamètre d'une forte len-
tille, formant alors, au-dessus du niveau de la peau, une
élévation que de Léry, dans le langage de son temps,

(1) Chez l'homme, comme chez les animaux, cet état de mollesse
ou de laxité de l'épiderme est encore augmenté aux pieds par le suintement onctueux qui s'y fait, et dont l'abondance, sous les tropiques,
est plus considérable qu'en Europe.

désignait sous le nom de *petite bossette*. Au fur et à mesure que le point dont nous parlons s'élargit, il passe en même temps, et insensiblement, de sa couleur *blanc de lait* primitive, à celle d'un *gris de perle*.

Parvenu au terme de sa gestation, l'insecte est devenu, à la lettre, *tout abdomen* (1), et se présente, à l'extraction qu'on en peut faire alors, sous la forme et avec la couleur d'une *forte perle déprimée*. Cette transformation parasitaire a été comparée, avec une grande justesse, par Pohl et Kollar, au fruit du Gui, *Viscum album*. On la connaît, dans le pays, sous le nom de *poche* ou de *sac*, en sous-entendant *de Chique*. Sa forme déprimée permet de lui reconnaître deux faces ; savoir : une face interne ou dermique, celle qui était en rapport avec le derme, et une face externe ou épidermique, celle qui était en rapport avec l'épiderme. Au centre de la première sont la tête et les

(1) Développement rappelant quelque peu celui qu'éprouvent également, dans leur état de gestation, d'autres insectes, tels que le Puceron et la Cochenille. Mais l'insecte, bien certainement le plus remarquable sous ce rapport, est le *Termes fatale*. En effet, cet insecte, dont la tête et les pattes n'ont pas plus de volume, étant réunies, que les mêmes parties, également réunies, chez la Guêpe, acquiert, dans son état de gestation, la longueur et la grosseur du doigt.

Je ne puis ne pas relever, en passant, une très-fautive expression employée par Moquin-Tandon pour désigner l'insecte dans son état de gestation plus ou moins avancé. Cette expression est celle de *Chique gorgée* (p. 293). Le développement offert alors par la Chique est entièrement dû à la présence des œufs dans l'abdomen, et non au sang dont elle serait gorgée, comme il semblerait résulter de l'expression de Moquin-Tandon.

Une autre expression, non moins fautive, échappée au même auteur, à l'endroit de la Chique, est celle de *pus sanieux* qui s'y trouverait au terme de sa gestation. « Son corps, dit l'auteur, n'est plus « qu'un sac énorme, pareil à un kyste, de couleur brunâtre, plus ou « moins livide et renfermant un pus sanieux (p. 293). » Cet état du corps de l'insecte, parvenu à tout son développement parasitaire, n'est que le produit de son séjour plus ou moins prolongé dans l'alcool : dans l'état frais, au contraire, il est toujours d'un blanc de lait ou blanc nacré, comme nous le verrons plus loin.

pattes de l'insecte, alors comme perdues dans un sillon de son abdomen ; au centre de la seconde est le cloaque. Celui-ci, pendant toute la durée du parasitisme, est resté en communication avec l'air, ainsi que les stigmates qui s'y rattachent, la dernière paire, et c'est ce que nous avons déjà vu précédemment.

La maturité des œufs est indiquée par leur couleur *gris cendré*, *gris de cendre*, perçue à travers la double transparence des parois abdominales et de la lame épidermique qui les recouvre. Ces œufs sont connus des nègres sous le nom de *Cocos-Chique* (Cocos de Chique), nom qui leur vient de leur ressemblance, bien en petit sans doute, à la noix ou au fruit du Cocotier, *Cocos nucifera*.

Pokl et Kollar seraient disposés à croire que la Chique qui, après son accouplement, ne parviendrait pas à vivre de sa vie parasitaire, c'est-à-dire à s'introduire chez un autre être vivant, déposerait ses œufs sur le sol, à l'instar de la Puce : il ne saurait en être ainsi, si ce n'est par avortement ; car, pour être viables et produire, les œufs ont nécessairement besoin de passer un certain laps de temps sur l'être vivant chez lequel la mère s'est introduite. Après quoi, les œufs se font jour à l'extérieur, en suivant, dans la couche épidermique, le trajet suivi par l'insecte pour y pénétrer. La sortie des œufs s'opère avec une rapidité que je ne saurais mieux comparer qu'à celle des vers ou larves de la mouche vivipare sur nos viandes de boucherie. Plusieurs fois j'en ai été témoin sur des individus porteurs de Chiques ou négligées, ou méconnues, et dont j'allais faire l'extraction. C'est un phénomène qui était très-familier à une vieille négresse dont le mari était le patron du bac alors établi sur la *rivière salée*, rivière de la Martinique ; elle l'avait souvent observé sur les pieds de nègres et de négresses qui s'étaient endormis dans son bac, et c'est ce qu'elle me racontait, avec d'assez grands détails, un jour que je me trouvais avec elle (18 mars 1824), attendant son mari pour être porté de l'autre côté de la rivière. « *Cocos-Chique*, me disait cette femme, *sortir par là maman eux entrée* (les œufs de Chiques sortent par où leur mère est entrée). Ces œufs, alors, ont acquis une couleur plus foncée encore que celle qu'ils avaient dans l'abdomen ; ils sont en même temps plus consistants et claquent fortement sous l'ongle qui les écrase. Exposée à la flamme d'une bougie, la poche (l'abdomen) qui en contenait fait entendre un bruit que Dobrizhoffer a comparé à une détonation de poudre à canon. Tombés sur le sol, des parties où ils étaient, les œufs y éclosent à l'instar de ceux de la Puce. La sortie des œufs de la Chique clôt tout à la fois son existence parasitaire et son existence individuelle : elle périt alors en s'accolant tout entière, *tête, pattes et abdomen*, à l'épiderme qui la recouvrait, et avec lequel elle se détache à la longue de l'individu sur lequel elle s'était fixée. C'est ce qui avait déjà été remarqué par M. Burmeister, qui dit : « Si on laisse « demeurer l'insecte dans la partie, il dépose (ou, mieux, « il expulse) sa progéniture, meurt enfin, et tombe avec « la peau. » (*Op. cit.*) .

Ce que nous venons de dire de la maturité des œufs et de leur sortie ou expulsion naturelle ne s'observe guère que chez les animaux ; car, chez l'homme, presque toujours, ils sont enlevés, avec l'insecte, à une époque plus ou moins rapprochée de l'introduction du dernier. Le contraire ne s'observe que chez des étrangers qui, portant des Chiques, ignorent la nature des accidents qu'ils en éprouvent, ou bien encore chez des lépreux, lorsque l'insecte siége dans des parties dépourvues de sensibilité. Rengger a signalé, sous le même rapport, les crétins, dont la sensibilité, comme on sait, est toujours plus ou moins obtuse.

Lorsque l'insecte niche dans des parties hypertrophiées, endurées, les œufs laissent, à leur sortie, des ouvertures particulières qui persistent jusqu'à leur complet renouvellement d'épiderme. Ces ouvertures sont bien remar-

quables, et par leur profondeur et par leur persistance
tout à la fois, sur des jambes éléphantiasiques, où j'en ai
vu si souvent ; elles rappellent, sous les mêmes rapports,
celles qui persistent sur les dépouilles des mammifères
chez lesquels les œufs étaient parvenus à maturité. C'est
une observation qui avait déjà été faite par les savants du
Voyage précité, dans l'*Amérique méridionale.* « Il y a, di-
« sent les savants voyageurs, quelques animaux auxquels
« l'insecte fait une guerre acharnée, entre autres le *Cerdo*
« (nom du porc ou cochon au Brésil), qu'il attaque de ma-
« nière qu'on lui trouve, après la mort, les pieds de devant
« et de derrière, couverts des trous que l'insecte y a lais-
« sés (1). »

Outre la sortie naturelle des œufs, lorsqu'ils sont parvenus à leur état de maturité, il arrive assez souvent qu'ils
sortent accidentellement, et c'est alors, comme nous l'a-
vons déjà vu, un avortement que diverses causes peuvent
provoquer, mais qui, toutes, agissent en déterminant la
rupture, ou de l'épaisseur des deux membranes de la
poche contenant les œufs, la membrane externe et la
membrane interne, ou seulement de la dernière qui
clôt l'abdomen au fond du cloaque. Du reste, une
simple piqûre de cette membrane, *sans aucune vio-
lence extérieure,* suffit pour amener le même résultat.
C'est ce que nous avons maintes et maintes fois expérimenté avec une aiguille introduite dans le trajet, toujours
béant, du passage de la Chique sous l'épiderme, et en
pénétrant ainsi jusqu'à la membrane, à travers le cloaque. Les œufs s'échappent alors du dernier, traversent
l'épiderme par l'ouverture qu'y a faite l'insecte pour son
introduction, et apparaissent en masse, à l'extérieur, encore contenus dans leurs tubes ou conduits ovigères.
Ceux-ci sont au nombre de deux, un de chaque côté du

(1) Le *Cerdo*, comme nous l'avons déjà vu d'après M. de Martius,
est très-multiplié à Buependy, à Formigas et autres mines du Brésil.

corps, partant, l'un et l'autre, de l'organe utérin et aboutissant au cloaque. Ces conduits, à raison de leur longueur, font de nombreuses circonvolutions dans l'abdomen.
Cette longueur est donnée par la quantité d'œufs qui s'y
trouvent placés bout à bout, sous forme de grains de chapelet (1), au nombre d'environ une centaine pour chaque
tube ou conduit. Dans une Chique que je portais depuis
quinze jours, je n'en ai pas compté moins de deux cents
à la vue simple; les autres s'y dérobaient par leur petitesse.
Campet est donc bien loin de compte lorsqu'il dit, *Op.
cit.*, que *leur nombre est de* **16** *ou* **17**, nombre qui les rap-
procherait de celui de la Puce, qui est de 8 à 12, comme
on sait.

On peut suivre, dans les conduits ovigères, depuis
leur naissance à l'utérus, jusqu'à leur terminaison au
cloaque, le développement des œufs. Ce développement
s'accompagne d'un changement de forme et de coloration :
d'abord tout ronds et d'un blanc de lait, les œufs deviennent graduellement ovalaires et d'un blanc perlé. « Leurs
« coques, dit Pierre Campet, sont blanches et luisantes,
« comme les petites perles dont se parent les femmes. »
(*Traité des maladies des pays chauds;* Paris, 1802.)

A leur entière maturité, les œufs sont de forme tout à
fait ellipsoïde, à surface finement granuleuse et d'apparence homogène. Moquin-Tandon, en leur donnant alors
un demi-millimètre dans leur plus grand diamètre, est
resté au-dessous de la vérité. Cette dimension ne peut
être que celle d'œufs encore contenus dans leur conduit
ovigère : on peut porter à un millimètre, ou à près d'un
millimètre, le plus grand diamètre de l'œuf mûr et sortant
naturellement des parties où se trouve encore l'insecte.
Les œufs sont alors, comme nous avons déjà dit précédemment, d'un gris cendré, d'un gris de cendre ; mis ainsi

(1) Voir le chapelet d'œufs ou fragment de conduit ovigère figuré
pl. III.

daus l'alcool, ils y prennent bjentôt une couleur plus foncée encore, une couleur de cendré sale, et c'est avec cette
couleur qu'ils ont toujours été vus et étudiés en Europe.

Maintenant, revenons à l'implantation de la Chique
sur le derme, qui se fait par l'appareil suceur décrit en
son lieu. Une fois opérée, et une première succion faite,
il s'établit, entre elle et le derme, un mode de circulation
dont les vaisseaux se voient parfaitement à l'œil nu, à
travers les parois de l'abdomen. Ces vaisseaux, qui sont
des vaisseaux artériels, sont des plus déliés; ils partent
d'un tronc commun qui semble faire suite à l'appareil de
succion. De tous les auteurs qui, jusqu'à ce jour, se sont
occupés scientifiquement de la Chique, un seul parle de
ces vaisseaux, et cet auteur est précisément l'auteur anonyme de 1733. Parlant de l'insecte à l'état parasite, au
moment où il vient d'être enlevé des parties qui le recé-
laient, l'auteur continue ainsi :

« Ita, ut microscopio admoto, animalculum observetur
« dictæ glandulæ inclusum, quasi unioni rotundæ ac pel-
« lucidæ inhæreret; supra quod conspiciuntur duo aut
« interdum punta sanguinea a se invicem distentia, quæ
« puto esse extremitates arteriæ et venæ capillaris, unde
« sanguis apparet sparsus intra membranulam per inter-
« nam superficiem totius glandulæ, quæ hinc quasi pel-
« lucida redditur et rubicunda, sicut in pluribus curiose
« asservatis ejus modi folliculis ad oculum demonstrare
« possum (1). »

(*De vermiculis, pique et culebrilla incolis Americae fami-
liaribus et infestis*, daus les Acta physico-medica acade-
miæ Cesareæ Leopoldino-Carolinæ curiosorum exhiben-
tia, etc.)

Du système circulatoire dont l'insecte est devenu le

______

(1) Ce passage est d'une assez grande obscurité, et nous ne l'avons
rapporté que pour constater le fait des vaisseaux observés par l'auteur, qui était, à ce qu'il paraît, d'après ce qu'il dit encore de la
Chique, un médecin faisant partie d'une congrégation religieuse.

siége pendant la gestation, résulte que son abdomen ou poche présente, comme le cœur, un ensemble de mouvements de systole et de diastole qui persistent après son extraction des parties où il était. Ces mouvements sont des plus apparents, des plus prononcés, à tel point qu'il se pourrait que le dernier, le mouvement de diastole, — qui répond à la dernière ondée de sang projeté dans le vaisseau et ses divisions, — eût encore assez de force pour faire retourner sur lui-même le corps parasitaire, s'il avait été déposé sur quelque surface plane. La durée de ces mouvements peut être prolongée en entretenant le corps étranger dans une température plus ou moins semblable à celle où il était avant son extraction, en le plaçant, par exemple, dans le creux de la main, où on le chaufferait en y projetant l'haleine.

Les mouvements dont nous venons de parler sont isochrones avec les mouvements artériels de l'individu sur lequel l'insecte s'est fixé, que cet individu appartienne à la race humaine, ou à quelque espèce animale. Ces mouvements sont donc moins fréquents chez l'homme adulte et chez les grands animaux que chez les enfants et les petits animaux (singes et chiens de petite taille, etc.), et surtout chez les oiseaux du volume du pigeon, par exemple, oiseau que l'insecte attaque jusque dans son nid, ainsi que l'a observé le R. P. du Tertre, comme nous le verrons en son lieu.

La nutrition devant être en raison de la vitesse de la circulation, il en résulterait que la maturité des œufs de la Chique devrait s'accomplir plutôt chez les petits animaux que chez les grands. En est-il ainsi? Des études ultérieures l'apprendront.

Dans le développement abdominal de la Chique, entre le derme et l'épiderme, il s'organise sur le premier, et dans toute l'étendue du corps parasitaire, un tissu vasculaire disposé sous forme de réseau. C'est de ce tissu qu'ont voulu parler Sloane d'abord, puis Swartz, lors-

qu'ils disent : le premier, parlant des Chegos (Chiques)
fixés sur le derme, qu'*ils y sont attachés de même qu'une
racine, par le moyen de vaisseaux;* le second, parlant de la
partie du derme où s'est fixé l'insecte, *qu'il est établi dans
le fond, ayant la tête et les pieds maintenus par un fil délié.*

Le tissu dont nous parlons est constitué par des filaments entre-croisés et blanchâtres, formant des mailles
pleines d'un sang en apparence veineux. Ce tissu, disposé
sous forme membraneuse, pourrait être désigné sous le
nom de membrane cellulaire, spongieuse ou placentaire,
à raison des fonctions qu'il semble remplir, comme nous
le verrons plus loin. Il ne suit pas la Chique dans l'extraction qu'on en fait; il reste, au contraire, pour y séjourner
plus ou moins, au fond de la cavité où l'insecte s'était logé,
et la guérison de la plaie en est d'autant retardée.

D'ordinaire, dans les premiers jours qui suivent l'opération, la membrane spongieuse ou placentaire est le siége
d'un suintement sanguin dont le point de départ est la
piqûre faite par l'insecte, et qui reste béante après son
extraction. Alors, le sang provenant de la piqûre s'infiltre
dans la membrane ou tissu membraneux, comme dans
une éponge, et le trop-plein, au fur et à mesure, se
fait jour à l'extérieur, par l'ouverture restée après la sortie
du parasite. Plus tard, le tissu membraneux se détache et
se porte au dehors. C'est alors une lamelle plus ou moins
dure, de forme discoïde et maculée de noir ou de noirâtre
par le sang resté dans ses mailles ou interstices. Ou cette
lamelle est plane, ce qui est le cas le plus ordinaire, ou elle
forme un godet dont la cavité est extérieure et recèle, assez
souvent, du sang soit coagulé, soit fluide encore, et parfois
du pus, ou seul, ou mélangé de sang, lorsque le tissu a été
le siége de quelque travail inflammatoire. Que si le sang
contenu dans ce tissu était du sang veineux, — comme
celui qu'on aperçoit en circulation dans l'abdomen dilaté,
à tous les caractères du sang artériel,—ne pourrait-on pas
supposer que le sang puisé dans le derme par l'insecte, à

l'état artériel, y retourne, par lui encore, à l'état veineux, par l'intermédiaire de la membrane anormale dont nous venons de parler ? Quoi qu'il en soit, on ne saurait repousser la frappante analogie existant entre le parasitisme de la Chique, sur le derme de l'homme et des animaux, et l'accolement du fœtus, sorte de parasitisme aussi, sur la matrice des mammifères. Et, en effet, le derme ne devient-il pas, pour l'insecte, une sorte de matrice, et la membrane anormale qui s'y produit, une sorte de placenta (1)? D'un autre côté, les parois abdominales de l'insecte, après leur dilatation gestative, représentent assez bien les membranes fœtales chez l'homme et les mammifères, à savoir : les parois abdominales proprement dites, le chorion, et la membrane interne qui les tapisse, — avec la sérosité qui la baigne (2), — l'amnios et sa sérosité.

La sérosité contenue dans cette dernière membrane, véritable séreuse, est toujours assez abondante, surtout au terme de la gestation, époque où elle se fait jour au dehors, en précédant les œufs, comme la sérosité de l'am-

---

(1) De même que le placenta, alors qu'il tarde à se détacher de la matrice, dans les parturitions avant terme, parturitions auxquelles on peut comparer la sortie forcée de la Chique, par son extraction ou arrachement du derme où elle s'est implantée ; de même que le placenta, disons-nous, alors qu'il tarde à se détacher de la matrice, donne lieu à des accidents, soit hémorragiques, soit inflammatoires, de même la membrane dont nous parlons, alors qu'elle tarde aussi à se détacher du derme, — et elle s'en détache d'autant plus lentement que la gestation de l'insecte est moins avancée, — donne également lieu à des accidents qui ne diffèrent des premiers, au point de vue de leur nature, que parce qu'ils se produisent sur une plus petite échelle, et c'est ce qui ressort de plusieurs observations que nous rapportons en leur lieu.

(2) C'est sans doute la membrane désignée, par Rengger, sous le nom de *deuxième sac* (il donne le nom de premier aux parois abdominales), et qu'il dit contenir les œufs, dont il porte le nombre de 60 à 100. Il a reconnu un *troisième sac* qu'il désigne sous le nom de *sac du milieu* ; il l'a souvent trouvé *plein de sang*, de sorte qu'il le considère comme la continuation des voies digestives. Celui-ci, par conséquent, serait de nature muqueuse.

nios précède le produit de la conception chez l'homme et les mammifères. Sa sortie accidentelle, c'est-à-dire par suite de la rupture, également accidentelle, de la membrane qui la fournit, est suivie de l'expulsion des œufs ou avortement de l'insecte, comme pareille sortie de celle de l'amnios est aussi suivie de l'expulsion du fœtus ou avortement chez l'homme et les mammifères. C'est un nouveau trait d'analogie existant entre l'accolement de la Chique sur le derme et celui du fœtus sur la matrice. Dans le cas dont il s'agit, l'avortement est immédiat; et que si, alors, l'insecte se trouve hors des parties où il s'est développé, dans le creux de la main, par exemple, on voit l'expulsion des œufs s'accompagner d'une véhémente contraction des parois abdominales.

Selon le professeur Oken, d'Iéna, les œufs de la Chique ne se métamorphoseraient point en chrysalide, comme ceux de la Puce, mais sur quels faits fonde-t-il cette non-métamorphose de l'insecte?... Oken n'en part pas moins de là pour le ranger parmi les *Acarus*, opinion qu'il corrobore par la manière de vivre de l'insecte, par ses instincts, ainsi que par son penchant à nicher (*Op. cit. ad finem*).

D'un autre côté, selon le docteur K. D. Rodschied, la Chique ne pondrait pas des œufs; il en naîtrait directement des larves, qui se développeraient dans le corps de la mère, où elles passeraient même à l'état de chrysalide, et c'est ce qu'on pourrait facilement observer, selon Rodschied, sur des Chiques qui ont passé plusieurs jours dans la peau d'un animal. « Leur abdomen, dit-il, est alors de « la taille d'un pois, et les germes qu'il contient sont assez « développés pour qu'on y reconnaisse clairement le tho-« rax du jeune insecte, sa trompe et ses yeux. A cet état « de développement, continue Rodschied, ces petits corps « ressemblent plus à des chrysalides qu'à des œufs; ils « sont d'ailleurs trop gros pour être des œufs. »

(*Medicinische Beobachtungen*, etc., in-8, p. 307; année 1796.)

Le docteur Rodschied pense, de plus, que les petits de

la Chique absorbent par succion, ou autrement, les fluides que la mère tire du corps de l'animal sur lequel elle s'est fixée, et que, lorsque les petits sont arrivés à leur complet développement, ils percent eux-mêmes les tissus qui les enveloppent, d'où ils s'échappent au dehors. Pour le docteur Rodschied, par conséquent, la Chique serait donc vivipare.

Les idées du docteur Rodschied, sur le mode de reproduction de la Chique, se retrouvent dans un voyageur beaucoup plus moderne, Rengger, qui écrivait en 1832 : « Si « on ouvre le sac de la Chique, après l'avoir détaché du « corps de l'homme, on voit, au point où est le nombril « (cloaque), des petites larves qui se sont développées « dans les œufs. Ces larves sont blanches et presque aussi « développées que celles de la Puce ; elles se meuvent « assez rapidement, et croissent également dans le sable « et la poussière, comme celles du dernier insecte. » L'auteur, revenant plus loin sur le même sujet, dit que « les « larves, sortant du sac, ne se nourrissent du sang de « l'homme que lorsque, de nymphes, elles sont passées à « l'état d'insecte parfait. »

Ces idées ou assertions de Rodschied et de Rengger nous conduisent naturellement à dire un mot de la figure I donnée par Swartz, dans l'*Iconographie* qui accompagne son article sur le *Pulex penetrans*, et sous cette désignation : *Forsta skapnaden of Loppans ungar* (la première forme des petits de la Chique). C'est la figure d'une chrysalide fort semblable à celle de la Puce (pl. III). D'où provenait l'original, l'exemplaire de cette *première forme des petits de la Chique?* Swartz n'en dit rien, *absolument rien.* Seulement, comme il partageait une opinion que nous exposons plus loin, il faudrait, pour s'y conformer, qu'il l'eût prise dans l'abdomen même de la mère.

Nous voilà de suite reporté, tout naturellement, à l'opinion de Rodschied ci-dessus énoncée, à savoir que, dans les œufs encore dans l'abdomen de la mère, les germes de l'insecte seraient assez développés pour qu'on y reconnût clairement le *thorax*, la *trompe* ou les pièces qui en tiennent lieu, ainsi que les yeux du jeune insecte, et qu'alors les petits corps ressembleraient plus à des *chrysalides qu'à des œufs*, lesquels corps, selon l'auteur encore, seraient, d'ailleurs, *trop gros pour être des œufs*.

Les œufs de la Chique sont, en effet, assez gros, très-gros même, si l'on veut, relativement à l'insecte lui-même; mais, quelle que soit cette grosseur, alors qu'ils sont parvenus au dernier terme de leur séjour chez la mère, ils ne contiennent ni chrysalides ni larves. Nous nous en sommes assuré sur les lieux, et, depuis encore, à Paris, avec la coopération de M. Laboulbène, si habile dans les études microscopiques. De son côté, M. Karsten, *Op. cit.*, dit n'avoir jamais rencontré *aucune larve* dans les extractions de Chiques qu'il a eu occasion de faire. En résumé, ce n'est qu'après avoir été déposés sur le sol par la mère, à travers l'épiderme qu'elle avait déjà perforé, que les œufs subissent leurs métamorphoses, qui restent un nouveau sujet d'études à faire, personne ne les ayant encore observées.

Les idées que nous venons de rapporter, sur la viviparité de la Chique, doivent tenir, en partie du moins, au grand nombre de Chiques dont on peut être atteint à la fois; elles impliquent nécessairement la suppression de toute l'existence de l'insecte à l'état de liberté, c'est-à-dire antérieure à son existence parasitaire, y compris l'acte de son accouplement. Cette opinion est sans doute fort étrange; elle n'en est pas moins celle de voyageurs dont la liste serait fort longue à établir : nous nous bornerons à en citer quelques-uns, et nous le ferons par rang de date.

L'ingénieur Frézier, parlant de l'abdomen dilaté de la Chique, dit : « Il est plein de petits œufs gros comme des « lentes, de sorte que si on le crève, en l'arrachant des « parties où il se trouve, ces lentes se répandent dans

« la plaie et engendrent d'autres animaux. » (*Relation du voyage de la mer du Sud*, etc., p. 214 ; Paris, 1716.)

« Après s'être logé, dit Labat, l'insecte grossit peu à
« peu, s'étend et devient gros comme un pois. En cet état,
« il fait des œufs qui éclosent et sont autant de petites
« Chiques qui se logent autour de leur mère, s'y nour-
« rissent comme elle, et s'y augmentent de telle manière
« que, si on néglige de les tirer, elles pourrissent toutes
« les chairs aux environs, y causent des ulcères malins et,
« quelquefois, la gangrène. » (*Nouveau voyage aux îles d'Amérique*, t. Iᵉʳ, p. 106 ; Paris, 1722.)

« Lorsque le sac (l'abdomen de l'insecte), dit Bankrofft,
« a la grosseur d'un pois, les lentes (œufs) sont écloses.
« Alors, si on ne les extrait pas de suite, elles forment au-
« tant d'autres sacs (Chiques), et produisent ainsi de larges
« et malins ulcères. » (*Histoire de la Guyane*, traduite de l'anglais, p. 245 ; Paris, 1769.)

Valmont de Bomare, parlant des accidents produits par la Chique, dit : « Si on ne se hâte de se débarrasser de ce
« cruel insecte, il remplit bientôt son trou de lentes ou
« œufs desquels viennent autant de Chiques qui, toutes,
« s'établissent près du lieu de leur naissance. Il s'en amasse
« ainsi par centaines qui endommagent les pieds, au
« point qu'on est contraint de garder le lit ou, tout au
« moins, de marcher avec un bâton. » (*Dictionnaire raisonné universel d'histoire naturelle*, etc., article *Chique* ou *Pou de Pharaon*; Paris, 1775.)

« S'attaca ai piedi, dit Clavigero, e rumpendo insensi-
« bilmente la cuticola s'annida fra essa e la cuta, e se
« non si leva subito, rompe anche la cute, e passa sino
« alla carne, moltiplicandosi con una prontezza incre-
« dibile. » (*Storia antica del messico cavata da migliori storici spagnuli*, etc., t. Iᵉʳ, p. 112 ; in Cesena, 1780.)

Dobrizhoffer, après avoir dit que c'est un mal quand la Chique qu'on détache vient à se rompre, ajoute : *Humor enim inde effusus, novi doloris, lendes dissipatæ novorum eodem in loco vermiculorum erunt origo. (Op. cit., p. 364.)*

Swartz, parlant du développement abdominal de la Chique, parvenu à son dernier terme, dit : « On aper- « çoit, à travers ses parois, une incroyable multitude de « petits corps presque imperceptibles. Ce sont les petits « de l'insecte, lesquels, bientôt parvenus à la taille de « leur mère, commencent à se mouvoir, se meuvent, bri- « sent leurs enveloppes, se répandent ensuite sous la peau « et causent des ulcères multipliés (1). » (*Op. cit. ad fi-nem.*)

« Ensuite, dit Stedman (J. G.), parlant des Chiques, « elles paraissent sous la forme d'une petite vessie toute « remplie d'œufs ou de lentes, et qui, si on l'endommage, « produit autant de jeunes insectes. Ceux-ci se dispersent « dans la partie malade et y causent des ulcères si dan- « gereux, que j'ai connu un soldat à qui il a fallu cou- « per (2) la plante du pied pour le guérir. » (*Voyage à Surinam et dans l'intérieur de la Guyane hollandaise,* tra-duit de l'anglais par P. F. Henri, t. III; Paris, an VII.)

VII. Des attaques parasitaires de la Chique.

Avant d'aborder ce que nous avons à dire des attaques parasitaires de la Chique, c'est-à-dire de ses attaques ayant pour but de s'introduire dans la peau, et qui sont le fait de la femelle seule, disons un mot de ses attaques à l'état de liberté, et qui sont communes aux deux sexes. Celles-ci consistent dans la piqûre qu'elle opère, à l'instar de la

(1) Swartz était un botaniste distingué, et les assertions que nous venons de rapporter ne sauraient trouver leur explication que par le *non visu* de leur auteur. Mais, si Swartz n'a pu voir, à travers les parois abdominales de l'insecte, ses petits naître et grandir, et s'il n'a pu voir, non plus, ces mêmes petits briser leurs enveloppes et se répandre ensuite sous la peau qui les aurait recouverts, alors qu'ils sont parvenus à la taille de leur mère, il en a parfaitement vu les œufs : les figures qu'il en donne (F, G, H) ne laissent rien à désirer.

(2) Par le mot *couper*, employé ici par le traducteur de Stedman, il faut entendre faire ou pratiquer des incisions.

Puce, pour sa nourriture individuelle. Nous avons déjà dit
que cette piqûre est peut-être plus prompte et plus vive
que celle de la Puce (page 3). Toujours est-il qu'elle est des
plus incommodes, des plus irritantes, ainsi qu'il ressort
d'un fait qui s'est passé à l'arrivée de nos troupes au
Mexique, en 1862. C'était dans la nuit du 19 au 20 mars.
Une compagnie du 18ᵉ bataillon de chasseurs, la 6ᵉ, re-
çoit l'ordre d'aller s'établir, pour y passer la nuit, sous
une vaste voûte dont le sol était couvert de débris de
pierre et de plâtre ; elle l'occupait à peine depuis une
demi-heure, que force lui fut de s'en retirer au plus vite,
chassée par des myriades de Chiques qui étaient venues
se fixer sur les hommes. Ils en étaient tout couverts, des
pieds à la tête. En même temps que mâles et femelles s'é-
taient attaqués à leur peau pour en sucer le sang, celles
des femelles qui étaient déjà fécondées s'y introduisaient
pour y passer leur vie parasitaire, introduction dont
le médecin du bataillon, appelé sous la voûte dans cette
circonstance, n'eut connaissance que quelques jours plus
tard, alors que les patients vinrent réclamer ses soins pour
les accidents qu'ils en éprouvaient. Ces accidents avaient
pour siége différentes parties du corps, mais surtout les
pieds et les mains.

Tous les détails que nous venons de donner, sur l'événement de la voûte mexicaine, sont dus à M. le docteur
Cavaroz, qui les a consignés dans un de ses rapports au
conseil de santé des armées, en sa qualité de médecin
aide-major au 18ᵉ bataillon de chasseurs. Du reste, des
faits analogues s'étaient déjà bien souvent présentés, et je
me bornerai à rappeler celui dont Auguste de Saint-Hilaire
a été lui-même le sujet, dans ses pérégrinations au Brésil.

« Je venais de m'établir, dit le voyageur, sous un ran-
« cho abandonné, qui se trouvait près de Fazenda de
« Roça da Viuva, mais l'immense quantité de Puces et de
« *Bichos de pé* qui vinrent m'assaillir (1), me forcèrent de

(1) Ici, il faut entendre, à savoir : par *Puces*, les Chiques mâles et

« me réfugier sous la galerie (varanda) de l'habitation... »
(*Voyage dans le district des diamants et sur le littoral du Brésil*, t. I, p. 228 ; Paris, 1833.)

On croit généralement que certaines constitutions, à raison de la nature de leur sang, sont plus susceptibles que d'autres de contracter des Chiques, et de là même le nom de *Sang chiques* sous lequel on les désigne à Cayenne. — M. Niéger, à l'appui de cette opinion, dit : « On voit « des individus qui en sont si rapidement infestés (de « Chiques), qu'ils en ont la plante des pieds et les orteils « couverts, et qui en présentent en même temps au scro- « tum, au nombril, aux coudes, aux mains ; au fur et à me- « sure qu'on les en débarrasse, il s'en dépose de nouvelles. » (*De la Puce pénétrante des pays chauds, et des accidents qu'elle peut occasionner;* Strasbourg, 1858.)

Bien que rien ne répugne à admettre que certaines constitutions, à raison de la nature de leur sang ou, si l'on aime mieux, de leur idiosyncrasie particulière, soient plus susceptibles que d'autres de contracter des Chiques, il est pourtant permis de supposer que ces constitutions ne sont peut-être que celles d'individus vivant, plus particulièrement que d'autres, dans des lieux habités par la Chique.

Comme nous l'avons déjà vu, l'homme et les animaux sont également exposés aux attaques parasitaires de la Chique.

Attaques parasitaires de la Chique chez l'homme. — Chez l'homme, et pour des raisons sur lesquelles nous ne reviendrons pas, les enfants, les femmes et les individus de l'autre sexe, dont la peau est plus ou moins délicate, y sont plus exposés que les autres.

femelles qui, simultanément, peuvent s'attaquer à la peau pour en sucer le sang, et, par *Bichos de pé*, seulement les Chiques femelles qui s'introduisent sous l'épiderme pour y passer leur existence parasitaire.

On a prétendu que l'insecte s'attaquait plus volontiers aux Européens nouvellement débarqués qu'à ceux fixés dans le pays depuis plus ou moins longtemps, et les derniers en seraient même tout à fait à l'abri, selon le célèbre voyageur aux *régions équinoxiales du nouveau continent*. « Les blancs nés sous les tropiques, dit de Humboldt, se « promènent impunément, pieds nus, dans le même appar- « tement où un Européen, récemment débarqué, est exposé « à l'attaque des Niguas ou Chiques. » (A. de Humboldt et A. Bonpland, *Voyage aux régions équinoxiales du nouveau continent*, fait de 1799 à 1804, liv. VII, chap. XX ; Paris, 1822.)

L'illustre voyageur part de là pour admettre que la Chique possède un sens particulier pour distinguer le sang d'un Européen de celui d'un créole, opinion que semble partager Rengger lorsqu'il dit que le corps de l'Européen perd, sous les tropiques, après quelque temps de séjour, la propriété particulière qui attirait sur lui la Chique.

Bien que M. Karsten ait déjà fait justice de l'immunité dont jouiraient les créoles, à l'encontre des Européens ré-- cemment débarqués dans leurs contrées, nous n'en croyons pas moins devoir en dire quelques mots à notre tour.

Les habitants blancs nés en Amérique ou, en d'autres termes, les créoles, comme on les appelle, et qu'il ne faut pas confondre avec les indigènes, comme on le fait sou- vent en Europe ; les créoles, disons-nous, vivent dans des conditions d'aisance, et de propreté par conséquent, qui ne sont pas celles de la plupart des étrangers à leur débar- quement. Or, ces conditions de propreté sont les plus propres à mettre à l'abri de la Chique, en ce sens qu'elles préviennent, sur la surface du corps, notamment dans certaines parties (interstices des orteils, jointures), le dépôt des exhalaisons et sécrétions cutanées, dépôt dont l'odeur paraît être du goût de l'insecte.

Selon le savant botaniste de Munich, M. de Martius, la Chique serait attirée sur les nègres par l'odeur de leur sueur : tout ce qu'on peut dire à cet égard, avec certitude, c'est qu'elle est attirée sur l'homme, comme sur les animaux, par les effluves ou exhalaisons qui s'en dégagent et lui signalent, en quelque sorte, la présence de sa pâture. Seulement, comme les effluves ou exhalaisons du nègre sont plus fortes, et de beaucoup, que celles du blanc, il en résulte qu'elles se répandent à de plus grandes distances, et que, par suite, l'insecte en a la conscience de plus loin.

Que résulte-t-il de tout ce que nous venons de dire ? Que le créole, à raison des soins de propreté dont il peut s'entourer, est moins exposé aux attaques de la Chique que l'Européen nouvellement débarqué, mais non pas tout à fait, comme il résulterait du passage précité, de l'illustre de Humboldt.

Une autre raison pour laquelle la Chique s'offre moins souvent sur le créole que sur l'Européen dont nous parlons, c'est que le premier, connaissant l'insecte, s'en débarrasse dès qu'il est averti de sa présence (1), tandis que le dernier, ne le connaissant pas, parfois ignorant même jusqu'à son nom, ne sait qu'il en est porteur que lorsqu'on l'en avertit. De là résulte que les Européens qui ont passé quelque temps sous les tropiques, y sont moins sujets à la Chique qu'à leur arrivée. « Il est très-vrai, dit « M. Karsten, que les nouveaux arrivés d'Europe, qui ne « connaissent pas encore la Chique, ont plus à s'en « plaindre que les indigènes, et moi-même, à mon arrivée « dans le Vénézuela, j'en ai été fort tourmenté, tandis que, « dans les dernières années de mon séjour à la Nouvelle- « Grenade, c'est à peine si j'en ai été atteint une fois. » (*Op. cit. ad finem.*)

Le plus souvent l'Européen qui, pour la première fois, souffre de la Chique, en porte plusieurs à la fois. Ainsi

(1) Comme nous le verrons plus loin (ACCIDENTS PRODUITS PAR LA CHIQUE), certains créoles, *dans un but assez singulier*, cherchent à contracter des Chiques, ce à quoi ils parviennent aisément.

d'Orbigny (Alcide) raconte qu'il en avait déjà plus de
vingt aux pieds, qui l'empêchaient de marcher, sans se douter de la cause de son mal ; lorsqu'on la lui fit connaître,
il s'en débarrassa aussitôt par la petite opération usitée
en pareil cas, dans toutes les contrées à Chiques. D'Orbigny se trouvait alors à Santa Crux (par les 17° 20′ de latitude), où la chambre qu'il occupait, nous apprend-il,
était infestée par des *myriades de Niguas* (t. II, p. 557).

Les parties où le parasite s'observe le plus ordinairement, peut-être vingt fois sur trente, sont les pieds.
Auguste de Saint-Hilaire, le botaniste, pendant son séjour
au Brésil, en eut jusqu'à 17 à un seul pied ; on lui en fit
l'extraction le même jour. Après avoir dit qu'à son arrivée
à Rio-de-Janeiro, il avait les pieds tout rongés par des
Puces pénétrantes, le voyageur ajoute : « Souvent, on
« m'en enlevait quelques-unes, et, en un seul jour, l'on
« m'en tira jusqu'à 17 d'un seul pied. » (*Voyage dans les
provinces de Rio-de-Janeiro et de Minas Geraes,* t. I, p. 35;
Paris, 1830.)

En un même jour aussi, on n'en a pas retiré moins de
vingt, tant des pieds que d'autres parties du corps, chez
un autre et plus ancien voyageur, également au Brésil.
Nous voulons parler de de Léry, que nous avons déjà cité.
Sells, de son côté ; Sells, médecin à la Jamaïque, dit qu'on
en enlève, des pieds des nègres, de dix à vingt en une
seule séance. L'un de ses compatriotes et prédécesseurs
aux Antilles, Richard Ligon, après avoir dit que cette
vermine (les Chiques) fait boîter bien bas, et occasionne
une souffrance très-vive, ajoute : « Le même jour, je m'en
« suis fait retirer une dizaine des pieds, par une malheu-
« reuse Yanco ou indigène (1). » (*Histoire véridique et
exacte de l'île des Barbades,* etc.; Londres, 1673.)

Après les pieds, les parties où se voit le plus fréquemment la Chique sont les mains, les coudes, les genoux,

(1) Nous avons vu précédemment, p. 13, que Tschudi en contracta
six en un jour, dans la vallée de Passamayo.

les parties latérales du tendon d'Achille, le bas de l'épine dorsale, le pli ou rebord interne des fesses. « Sitôt qu'un « homme se néglige, dit le père du Tertre, elles lui gagnent « les genoux, les fesses, les coudes, les mains. » (*Op. cit.*)

Azara, qui a fait un séjour de vingt ans dans l'Amérique du Sud, dit avoir vu extraire jusqu'à soixante insectes des fesses d'un chanoine ; mais ces soixante insectes, qu'on pourrait croire, au premier abord, appartenir à la Chique, appartenaient, sans conteste, à un tout autre insecte. Voici, du reste, pour qu'on en juge, les propres paroles d'Azara sur ce point :

« Quelques habitants du Paraguay sont aussi su-
« jets à une espèce de gale toute différente de la com-
« mune ; il se forme, dans chaque bouton ou pustule,
« un petit insecte gros comme une Puce, mais blanc (1).
« Les femmes, ordinairement, les enlèvent aux malades
« en les tirant des pustules, un à un, avec la pointe d'une
« épingle (2), au moyen de quoi le malade guérit. » (*Op. cit.*, t. I, p. 217.)

Azara veut-il parler ici de l'*Arador* (le laboureur), insecte des régions équatoriales, comme la Chique ? Cet insecte, pour le dire en passant, n'avait encore été mentionné que par quelques voyageurs, tels que Gregorio Garcia (3) et Gumilla (4), lorsque de Humboldt, après en avoir été atteint, ainsi que Bonpland, son compagnon de voyage, en a fait le sujet de quelques détails qui, avec le peu qu'en disent ses prédécesseurs, permettront d'en donner une idée satisfaisante, et c'est ce que nous nous propo-

(1) Le blanc est bien la couleur de l'abdomen dilaté de l'insecte, mais non celle de l'insecte lui-même.

(2) La Chique peut bien s'enlever aussi avec la pointe d'une épingle, mais non pas aussi facilement que paraît s'enlever l'insecte dont parle Azara.

(3) *Origen de los Indios de el nuevo mundo, e Indias occidentales*, p. 187.

(4) *Orenoco ilustrado*, t. II.

sons de faire ailleurs. En attendant, disons de suite que ce fut à San Antonio de Javita, dans la Mission de ce nom, fondée sur les bords du Tuamini, que de Humboldt et Bonpland ont eu à souffrir de l'*Arador* (1). Nous revenons à notre sujet.

Il n'est pas rare de voir des Chiques envahir, pour ainsi dire, chez le même individu, toutes les parties du corps, et c'est ce que nous avons vu nous-même sur des nègres, à la Martinique. De Léry, déjà cité plusieurs fois, dit avoir vu « des personnes négligentes qui en avaient, « non-seulement aux pieds et aux mains, mais encore aux « aisselles et autres parties tendres, et qu'elles étaient, « par cette cause, toutes couvertes de petites bossettes. » (*Op. cit.*, p. 185.) Une fois j'ai trouvé une Chique dans le lobule de l'oreille. C'était sur un capitaine de la légion de la Martinique, du nom de Moutte, dont la peau était à la fois très-brune et très-épaisse. Il était de la Provence.

Le docteur Sells, à la Jamaïque, a observé des Chiques à la figure, et le docteur Mantegazza en a vu une tout au milieu de la joue d'une fort jolie dame anglaise (*bellissima segnora anglese*). Il nous apprend qu'un de ses confrères en a vu une autre qui s'était logée dans la paupière. Le porteur était un homme de la classe pauvre (*Op. cit.*). Le docteur Carron du Villards, au Brésil, a vu aussi une Chique fixée dans la paupière ; elle en occupait le centre. C'était la paupière inférieure (Moquin-Tandon, *Op. cit.*). Rengger en a observé une sur lui-même, à la conjonctive (*Op. cit. ad finem*), ce qui doit être bien rare et se conçoit même assez peu.

M. le docteur Roulin, membre de l'Institut, a vu une Chique qui s'était fixée dans le prépuce. C'était à la Nouvelle-Grenade. Le patient l'avait contractée comme il s'était accroupi contre un mur pour un besoin naturel. Or, ce lieu était incessamment fréquenté par des porcs, nou-

______

(1) *Op. cit.*, liv. VII, chap. xxii, p. 99 et suivantes.

v eau fait à l'appui de l'identité de la Chique de l'homme avec celle des animaux.

Un autre voyageur, Leblond, à qui nous devons tant d'observations sur l'Amérique tropicale, avait déjà vu une Chique dans le prépuce ; elle y avait donné lieu à une tuméfaction qu'on considérait comme étant un phimosis, affection qui paraissait d'autant plus étrange que le sujet qui la présentait était un octogénaire. Nous renvoyons à Leblond, pour l'anecdote qu'il raconte à ce sujet. J'ajoute seulement que le mal ou, pour mieux dire, la Chique reconnue, après un examen attentif, l'extraction en fut adroitement faite par l'habile ménagère un instant soupçonnée, bien à tort, comme on vient de le voir, d'avoir joué le rôle de la Chique (1).

Cet insecte ne se verrait pas seulement sur le prépuce, mais encore sur le gland lui-même, d'après M. Niéger, qui énumère ainsi les parties où il l'a observé à la Guyane : « Je l'ai vu maintes fois logé au genou, au scrotum sur- « tout, sur le gland de la verge (2), au coude, à l'ombilic, aux « articulations en général ; à la paume et au bord interne « de la main, même sur le dos et à la nuque. » (*Op. cit.*)

Rengger a observé des Chiques sur les parties sexuelles des deux sexes, ainsi que dans la peau du dos et de l'anus. Un autre cas de Chiques à l'anus s'est présenté à Victoria (Brésil), chez un de nos compatriotes de Nantes, M. de C. L'insecte avait donné lieu aux accidents les plus graves et les plus inquiétants. C'était en **1819**, et le fait eut pour témoin M. Ferdinand Denis, non moins connu par ses profondes connaissances sur le Brésil, où il a fait un si fructueux séjour, que par son extrême amabilité dans les hautes fonctions qu'il exerce (3). En résumé, bien que la

(1) *Voyage aux Antilles et à l'Amérique méridionale*, t. Ier, p. 219 ; Paris, 1813.

(2) Ce qui ne se comprend pas trop à raison de l'extrême délicatesse de la peau du gland.

(3) Administrateur-conservateur de la bibliothèque Sainte-Geneviève.

Chique s'observe le plus ordinairement aux pieds, il n'est peut-être pas un seul point du corps où on ne puisse l'observer. Une de nos Observations particulières, rapportée à son lieu, a pour sujet un nègre dont le cuir chevelu même n'en était pas moins maltraité que les autres parties du corps. Aussi, Dobrizhoffer, parlant des parties qui en peuvent être le siége, dit-il avec vérité : *Et ubi non ?*

Attaques parasitaires de la Chique chez les animaux. — La Chique a été observée, savoir : par Dobrizhoffer, sur des singes, sur des chiens, sur des chats, sur des moutons, sur des bœufs, sur des chevaux, sur des mulets, sur des ânes, sur des cochons ; par Rengger, sur des cochons, sur des chiens, sur des chats (rarement), sur le *Cebus* apprivoisé (souvent), sur le couati, sur le maracaia (*Felis pardalis*), sur le jeune jaguar, sur le chevreuil, sur le renard apprivoisé ; par Burmeister, sur les cochons et sur les souris. « Un jour, dit ce voyageur, on m'en apporta une « qui n'avait pas moins de vingt-deux Chiques, « dont quatorze sous la peau d'une oreille, et huit « sous la peau de l'autre. » (*Op. cit.*) M. Karsten, dans son *Iconographie*, a figuré des Chiques existant sur la queue et sur l'une des pattes de derrière d'un rat des champs, pris à Cuença. Ces parties de l'animal sont conservées dans la riche collection de Schmardas, où M. Karsten en a pris connaissance.

Le cochon et le chien sont, sans contredit, de tous les mammifères ceux chez lesquels la Chique s'observe le plus souvent. Leblond, médecin voyageur, qui a passé plus de trente ans dans l'Amérique tropicale, dit que rien n'est plus commun que d'y voir des chiens et des cochons que des Chiques empêchent de marcher (*Op. cit.*).

Les pères capucins qui, en **1612**, partirent de Cancale (France) pour le Brésil, avaient pris des chiens avec eux, pour en introduire l'espèce dans le pays. Ces chiens, à leur arrivée, furent bientôt attaqués par les Chiques, et de manière à se trouver presque dans l'impossibilité de marcher. « Les chiens même, dit Claude d'Abbeville, que nous « avions amenés de France, furent tellement assaillis de « cette vermine, qui se mettoit dedans le pasturon de « leurs pieds, qu'à peine pouvoient-ils marcher. » (*Histoire de la mission des pères capucins à l'isle de Maragnan*, etc.; Paris, 1614.)

Le R. Père ajoute que les Indiens, à qui on les avait donnés pour en prendre soin, s'étaient vus obligés de leur faire des *petits lits élevés de la terre,* pour les garantir à l'avenir de l'attaque des insectes dont nous parlons.

Pour ce qui est de l'existence de la Chique chez les oiseaux, elle y est nécessairement plus rare que chez les mammifères, par la raison que, comme ceux-ci, ils ne sont pas toujours sur le sol, en contact duquel il faut se trouver pour contracter la Chique. D'un autre côté, peu de voyageurs ont songé à chercher la Chique sur les oiseaux. Swartz, après avoir dit que les chiens et les chats en sont peu atteints, ajoute : « On m'a assuré qu'on la ren « contre aussi sur les poules, mais cela doit arriver rare « ment. » Toutefois, Rengger dit avoir trouvé des Chiques sur l'aras apprivoisé, sur les canards et, souvent, sur les poules. Chez ces différents oiseaux, les insectes occupaient surtout les orteils. Nous avons déjà vu, d'après le R. Père du Tertre, qui leur a consacré tout un chapitre, dans son ouvrage sur les Antilles, qu'elles vont atteindre le pigeon jusque dans son nid. Après avoir dit qu'il en a vu sur des singes et sur des chiens, le R. Père ajoute : « J'ay « veu mesme un jeune ramier, sortant du nid, qui en « étoit tout plein. » (*Histoire générale des Antilles habitées par les François,* etc., t. II, p. 354; Paris, 1671.)

Suivant Rengger et quelques autres voyageurs, les animaux sauvages seraient à l'abri de la Chique, opinion combattue par M. Karsten, qui cite, à l'appui de la sienne, le fait du rat des champs, rapporté plus haut. En résumé, et selon toute vraisemblance, il n'y a d'ani maux sauvages à l'abri de la Chique que ceux qui ne fréquentent pas les localités où elle se trouve.

Chez les animaux, comme chez l'homme, les pieds sont les parties le plus particulièrement atteintes par la Chique. Au Brésil, un magnifique chien de chasse, appartenant à M. Natterer, en était atteint aux quatre pattes ; la peau de ces parties en était tellement perforée qu'elle ressemblait à un crible. Ce sont ces mêmes parties qui, envoyées au muséum de Vienne, dans de l'alcool, nous ont valu le travail déjà cité, et si remarquable, de Pohl et Kollar (1). Nous ne répéterons pas ce qui a été dit précédemment, d'après plusieurs voyageurs, des traces laissées par les Chiques dans le pied des cochons.

De ce que nous venons de dire des animaux sur lesquels la Chique a été observée jusqu'à ce jour, il résulte qu'il n'en est sans doute aucun qui en soit à l'abri, soit parmi ceux qui, comme les mammifères, sont constamment en rapport avec le sol, soit parmi ceux qui, comme les oiseaux, ne le sont que par intervalles.

VIII. PATHOLOGIE, OU ACCIDENTS PRODUITS PAR LA CHIQUE PARASITAIRE.

Les détails que nous possédons sur les accidents produits par la chique avaient besoin d'être présentés sous une forme méthodique, et c'est ce qu'a fait, en 1840, M. Levacher, en joignant ses propres observations à celles de ses devanciers.

Levacher, de Sainte-Lucie, où il a exercé sa profession pendant quatre ans, divise les accidents produits par la Chique en trois périodes qu'il désigne, savoir : la première , sous le nom de *Période de démangeaison;* la deuxième , sous celui de *Période d'inflammation;* la troisième, sous celui de *Période de suppuration* (2). Cette

(1) Nous en reproduisons tous les dessins, après ceux de M. Karsten, dans notre troisième planche.

(2) *Guide médical des Antilles et des régions inter-tropicales,* p. 327-332 ; Paris, 1840.

division, sans doute, est fort méthodique ; mais nous ne la suivrons pourtant pas, préférant exposer la marche des phénomènes au fur et à mesure qu'ils se produisent.

Accidents produits chez l'homme. Dès que la Chique s'est mise en rapport ou contact avec le derme, un léger prurit se fait sentir et se continue en s'augmentant graduellement ; il n'est pas désagréable d'abord, il est même, tout au contraire, quelque peu agréable, à tel point que des créoles cherchent quelquefois à se le procurer, en s'exposant à contracter l'insecte ; il leur suffit, à cet effet, de se présenter pieds nus, un instant, dans quelque lieu où il y a de la poussière et des Chiques aussi par conséquent, du moins le plus souvent. Maintes fois j'ai eu occasion de voir des créoles, non-seulement des femmes, mais aussi des hommes qui, ayant ainsi contracté des Chiques, témoignaient d'un certain bien-être en s'en grattant, ou en s'en faisant gratter par des esclaves, le siége et le pourtour. Pareille observation a été faite par Levacher, qui dit : « Il y a même des personnes qui, par jouissance, la « conservent (la Chique) pendant plusieurs jours, sans la « faire retirer.) » (*Op. cit.*)

Toutefois, le sentiment de bien-être que peut procurer la Chique ne saurait se prolonger longtemps : d'agréable qu'il est d'abord, le prurit qui en fournit l'occasion s'accroît de plus en plus ; il devient graduellement douleur, et douleur plus ou moins vive, et force est alors de se débarrasser de son auteur.

Selon Levacher, le prurit dont nous venons de parler consisterait dans la sensation d'une sorte de tournoiement qui serait opéré par l'insecte, comme si, avant de se fixer sur le derme, où il est parvenu, il tournait sur lui-même, à l'instar du chien, par exemple, qui, avant de se coucher sur un point, fait plusieurs tours sur lui-même, pour *faire son lit*, comme on dit. Que la sensation que

fait éprouver l'insecte, en se mettant en rapport avec le
derme, soit, ou non, une sensation de tournoiement, toujours est-il que, outre la sensation produite par sa succion,
après sa piqûre dans le derme, il y a encore celles dues au
frottement exercé, sur le dernier, par ses nombreuses aspérités (*tête, pattes et antennes*), et qui doivent être des plus va-
riées. Quoi qu'il en soit, du *modus faciendi* qui produit le
prurit dont nous parlons, je remarque que c'est à lui que
le R. P. Raymond fait allusion, lorsqu'il dit, parlant de la
Chique (*Op. cit.* p. 40) : « Si elle chatouille en entrant, etc. »
J'ajoute que le prurit produit par la Chique est toujours
plus vif la nuit que le jour ; qu'il n'est pas continu, mais
intermittent, ce qui, du reste, s'explique naturellement par
le repos que l'insecte doit prendre dans le cours de son
travail.

Abandonnée à elle-même, le plus souvent alors qu'elle
est méconnue, la Chique continue à se développer ; la
portion du derme où elle siége s'en irrite de plus en plus,
elle se phlogose, s'enflamme. Cette inflammation peut
être aussi, et elle l'est même souvent, la conséquence de la
mort accidentelle du parasite. Celle-ci est indiquée, et par
la cessation de la douleur que le malade éprouvait, et par
l'affaissement et la flaccidité du corps parasitaire. De plus,
à sa coloration normale, qui est celle d'un blanc de lait,
comme nous l'avons vu, a succédé une coloration plus ou
moins terne, qui est celle des œufs encore dans leurs enveloppes ou conduits ovigères, et baignés par une sérosité plus abondante, en apparence, que dans l'état de vie.

Que l'inflammation dont il vient d'être parlé soit la
conséquence ou de l'accroissement progressif de l'insecte,
ou bien de celle de sa mort, dans l'un, comme dans
l'autre cas, les adhérences vitales qui existaient entre
l'insecte et le derme sont détruites ; le premier est devenu un corps *plus étranger encore* qu'il n'était, si je puis
m'exprimer ainsi, et qui devra être éliminé du dernier.

L'élimination de l'insecte, par suite de sa mort, peut

se faire à sec, c'est-à-dire sans suppuration. Alors, de deux choses l'une : ou bien l'insecte n'est encore que peu développé, et, confondu avec l'épiderme, il se détache plus tard avec lui de la surface du derme, endurci et formant ensemble une lamelle discoïde ; ou bien, il est déjà plus ou moins développé, développement qui sera, si l'on veut, plus ou moins voisin de son développement complet, et il se détache, ou on peut le détacher, à l'instar d'un véritable cor. Toutefois, le plus souvent, presque toujours même, dans ce dernier cas, c'est-à-dire lorsque le parasite est déjà parvenu à un certain développement, l'élimination s'en fait à l'aide d'une phlogose ou inflammation qui s'établit sur le siége qu'il occupe. Cette inflammation donne naissance à un produit plus ou moins abondant, d'abord purement séreux, puis séro-purulent, comme celui déterminé par l'application d'un vésicatoire. Que si ce produit tarde à se faire jour au dehors, ou les glandes axillaires, ou les glandes fémorales, selon que le parasite siége aux membres supérieurs ou aux membres inférieurs, s'engorgent, se tuméfient, s'enflamment, suppurent, et peuvent donner lieu à des décollements susceptibles de mettre les jours du malade en danger. Sur 15 Observations particulières, rapportées à la fin, cinq (*Obs.* I, IV, VI, VIII et IX) mentionnent des engorgements dont aucun n'est passé à l'état de suppuration, terminaison qui, du reste, se voit rarement.

Ces engorgements sont nécessairement accompagnés d'une irritation plus ou moins vive, parfois portée jusqu'à l'inflammation des vaisseaux lymphatiques des glandes qui en sont le siége.

Comme nous l'avons déjà vu, au CHAPITRE IV, les engorgements ou lésions dont nous parlons n'ont pas échappé à l'observation d'Ulloa et des savants voyageurs qui l'accompagnaient dans son voyage (fait par ordre du roi d'Espagne, Charles III) dans l'Amérique méridionale.

Qu'il nous soit permis de revenir sur les paroles d'Ulloa dans cette circonstance.

Après avoir dit que la Chique produit un effet extraordinaire, *puisque, se logeant à l'extrémité des orteils, elle cause une inflammation aux aines,* — inflammation accompagnée de douleurs aiguës qui ne finissent que lorsqu'on a retiré l'insecte, — Ulloa continue ainsi, parlant du phénomène : « Tout ce que je puis assurer, c'est que je l'ai sou- « vent éprouvé moi-même ; que, les premières fois, je fus « d'une grande inquiétude, jusqu'à ce qu'ayant remarqué, « à différentes reprises, que les accidents cessaient dès « que l'insecte était dehors, je conclus qu'il en était l'u- « nique cause. » Et Ulloa ajoute que les mêmes accidents furent éprouvés par tous les académiciens qui l'accompagnaient dans son voyage, et, particulièrement, par M. de Jussieu (Joseph), botaniste du roi de France, qui en avait été atteint plusieurs fois.

Les engorgements glandulaires dont nous parlons n'ont pas échappé, non plus, aux savants voyageurs de Martius et Spix, qui disent, dans la relation de leur *Voyage au Brésil,* « qu'à la sensation des plus douloureuses, produite « par des chiques, se joint une tumeur des glandes de « l'aine, et même une inflammation de ces glandes elles- « mêmes. » — (*Reise in Brasilien in der Jahren* 1817 *bis* 1820, Gemacht und beschrieben von Dr J. B. Spix un Dr C. Fried.-phil. von Martius, t. I, p. 172; München und Leipzig, 1823-1831.)

Les mêmes lésions ont également appelé l'attention du savant professeur de Berlin, M. Karsten, qui les a observées sur lui-même, pendant son séjour à la Guyane. « J'ai observé sur moi-même, à la Guyane, dit M. Kar- « sten, le gonflement des glandes inguinales (1) dont par- « lent Ulloa et de Jussieu. » (*Op. cit.,* p. 61.)

Plus récemment, pendant notre guerre au Mexique, la

____

(1) Nous pensons qu'il faut lire *fémorales.*

même lésion a été souvent observée par M. Vizy, déjà cité, une fois avec une *lymphangite grave* des vaisseaux internes du membre. Ce seul cas de lymphangite grave observé par l'auteur, sur *au moins* 300 cas de Chiques qui se sont présentés à son observation (1), est remarquable en ce sens que l'engorgement glandulaire s'accompagne toujours, comme nous l'avons vu plus haut, d'une irritation plus ou moins vive des lymphatiques qui, de la partie malade, se rendent à leurs glandes correspondantes.

Nous ne saurions ne pas faire remarquer, en passant, que, dans son excellent travail sur la Chique, Levacher ne fasse nulle mention d'un phénomène à la fois si commun et si important que l'engorgement ou gonflement glandulaire dont nous venons de parler.

Par suite du produit inflammatoire, ou produit séreux d'abord, déterminé par la présence d'une Chique, l'épiderme se soulève et permet de voir, à travers sa transparence, le corps étranger baigné et entouré par le liquide. Alors son aspect a été comparé par Levacher, non sans quelque justesse, à ces follicules sébacés connus sous le nom de *vers bleus*, et qui apparaissent au visage à l'époque de la puberté. La comparaison qui en a été faite, par M. Vizy, à un panaris débutant, n'est pas sans quelque justesse non plus, si on l'observe, comme le fait remarquer l'auteur, vers le cinquième jour de son introduction.

Que si la portion d'épiderme soulevée par la sérosité avoisine l'ongle, elle peut l'entraîner à sa suite ; elle l'entraîne ainsi toujours lorsque l'insecte s'est quelque peu avancé au-dessous, comme je l'ai observé sur moi-même. Quoi qu'il en soit, rien n'est plus commun que la chute

(1) Tous les malades appartenaient au 2ᵉ bataillon du 2ᵉ régiment de zouaves, dont M. Vizy était le médecin. Chez la plupart, sinon chez tous, l'insecte siégeait au pied. L'auteur cite un cas de Chique sur l'avant-bras, mais c'était sur un militaire étranger à son corps, le vétérinaire d'un des régiments de chasseurs qui ont fait partie de l'expédition du Mexique.

des ongles après des accidents de Chiques, chute dont ont parlé, après Ulloa, Tschudi, de Moussy, Vizy, etc.

La chute de l'épiderme, en mettant à nu le derme, dans une égale portion de son étendue, permet de voir, sur le dernier, la cavité laissée par le parasite, et qui ressemble, assez exactement, à un alvéole ou cellule d'abeille, à laquelle l'a comparée l'Anglais Ligon, comme nous l'avons vu précédemment. Au fond de cette cavité, et le couvrant comme d'un voile, se trouve, lorsqu'il n'a point suivi le parasite dans son décollement, le tissu vasculaire que j'ai désigné sous le nom de *membrane placentaire*, à raison de son analogie, au point de vue de ses fonctions, avec le placenta chez les mammifères. Au chapitre suivant, nous aurons à revenir sur cette dépendance du corps parasitaire, à raison de son importance dans la thérapeutique des accidents secondaires de la Chique.

Le parasite, après sa séparation du derme, se trouve compris, par sa face ou moitié postérieure, dans l'épaisseur de la face interne de l'épiderme ; on n'en voit que la face ou moitié antérieure, au centre de laquelle se découvrent les autres parties de l'insecte (1).

Que si l'inflammation, au lieu de se borner au derme, s'étend au tissu cellulaire sous-jacent, des foyers purulents se forment ; ils s'étendent plus ou moins dans l'intérieur ou épaisseur des parties, et, si l'on tarde à leur donner issue, les os se dénudent, se carient (2) et se détachent naturellement, non-seulement ceux des phalanges, mais encore ceux du métatarse, à moins que l'art ne vienne à en débarrasser les malades.

L'observation de cette chute naturelle des os du pied, comme accidents consécutifs de la Chique, remonte bien haut dans l'histoire de cet insecte ; elle ne remonte pas moins qu'aux tous premiers jours, pour ainsi dire, de la découverte de l'Amérique.

(1) Voir, à la fin, les figures où sont rendus ces détails.
(2) Campet, *Op. cit.*

Oviedo y Valdes (1), après des détails les plus circon-
stanciés sur la Chique, qu'il désigne sous le nom de *Bes-
tiola nigua*, dit, parlant des accidents auxquels elle expose, quand on n'en fait pas l'extraction à temps : « Aucuns
« en ont perdu les doigts des pieds; autres, les pieds tout
« entiers. » (*Op. cit.*, cap. III.)

Ces paroles d'Oviedo y Valdes (2) sont répétées par Gomara, qui écrivait peu après lui (3), et par bien d'autres
écrivains postérieurs.

Benzoni, de son côté; Benzoni, qui abordait au continent américain dès l'année 1541, parle aussi, *de visu*, de
ces pertes osseuses, de différents points du pied, produites
par la Chique. Il ajoute : « De ma part, lorsque j'étois au
« Péru, en la province du Vieux Port, je me suis vu, non
« seulement avoir tout le corps et les jambes pleins de
« rognes (4), mais mesme telle quantité de ces rognes-la
« dedans les pieds, et m'en eut pris de mesme qu'à beau-
« coup d'Espagnols qui, par paresse de s'aller baigner 2
« ou 3 fois par jour, et de se nettoyer de cette vermine la,
« en sont demeurés estropiés pour toute leur vie. » (*Histoire
novvelle du novveav monde*, p. 361, chapitre ayant pour
titre : *Breve description de l'Isle Hespagnole;* Gand, 1579.)

On lit, in *Biblioteca medico pratica*, pour l'année 1698,
article *Ton*, t. IV, lib. xvii, p. 645-648, l'observation d'un

(1) Contemporain de Christophe Colomb, qu'il avait vu à Barce-
lone au retour de son premier voyage ; mort à l'âge de 79 ans, après
en avoir passé 34 en Amérique, toujours dans de très-hautes positions.

(2) Son chapitre III est entièrement consacré aux maladies qui
affligeaient les Espagnols restés à Saint-Domingue, la Haïti des indigènes, peu après la découverte que venait d'en faire Christophe
Colomb (1593).

(3) *Histoire générale des Indes occidentales et terres neuves qui
ont été découvertes jusqu'à présent*, traduction de M. Fumée, sieur
de Marly-le-Chastel ; Paris, 1569.

(4) C'est sans doute de la gale que l'auteur veut parler ici, soit
de la nôtre, ou gale *proprement dite*, soit de celle de l'*Amérique
tropicale* ou grosse gale.

Flamand du nom de Thomas van der Guychten, à qui on enleva deux phalanges par suite de Chiques négligées.

Ce malade, âgé de 30 ans, servait comme militaire au Brésil, où il avait contracté sa maladie. Parti du Brésil au mois de mars 1636, il était arrivé en Zélande en mai suivant, mais ce ne fut que le 30 décembre, même année, qu'il réclama, à Leyde, les secours du professeur Otho Heurn ou Heurnius, grande célébrité médicale d'alors.

Otho Heurnius n'obtint la guérison du malade qu'après plusieurs mois des soins les plus assidus, et c'est à lui qu'est due l'observation du malade, qu'il a donnée à Leyde sous la date du 6 février 1637. Il y a joint quelques détails sur ce qu'on savait alors de l'insecte par *Lerius* (*Op. cit.*, cap. II), que nous appelons de Léry.

Des faits analogues, malheureusement, se reproduisent chaque jour, pour ainsi dire, dans tous les pays à Chiques. Ainsi, Dobrizhoffer, Sells et Rengger, avec bien d'autres encore, parlent de pertes osseuses par accidents de Chique. Il n'y a pas longtemps qu'aux Antilles, M. Brassac, de la marine impériale, a vu *se détacher, presque sans effort,* chez un nègre, les deux phalanges du gros orteil, *à moitié rongées* (1).

« Il est très-fréquent, dit M. Niéger, de rencontrer des « nègres auxquels il manque des phalanges et même un ou « plusieurs doigts tout entiers, et, enfin, tous les doigts « d'un pied, par suite de Chiques. » (*Op. cit.*)

De son côté, M. Karsten dit avoir rencontré, très-souvent, de jeunes nègres dont les pieds étaient suppurants et *sans orteils*, par suite de Chiques, et qui, pour le même fait, *boitaient sur le talon*. Tout récemment encore, le chirurgien en chef de l'hôpital de Pondichéry, M. Beaujean, dans ses rapports au ministère de la marine, écrivait : « Parmi les Indiens ramenés des Antilles par le

(1) *Mémoire sur la Chique, accidents produits par ce parasite chez l'homme.*

« *Nicolas Poussin* (1), se trouvaient plusieurs hommes at-
« teints d'ulcères consécutifs à la piqûre de la Chique. Chez
« l'un d'eux, les ulcères présentaient un mauvais aspect ;
« ils avaient dénudé la surface inférieure et la base des
« orteils (2), et détruit une grande partie de la peau qui
« recouvre les métatarsiens. » (*Archives de médecine navale,*
mois de décembre 1864, n° 11; Paris, 1864.)

Les pertes osseuses dont nous venons de parler sup-
posent, dans les parties qui en sont le siége, une inflammation préalable intense et terminée par des foyers purulents, soit seuls, soit accompagnés de gangrène ou
sphacèle.

Ces conséquences graves de l'inflammation produite
par des Chiques ne s'observent guère qu'aux pieds, où
elles peuvent s'accumuler en un certain nombre. Alors,
de ces Chiques, les unes peuvent vivre encore, tandis que
les autres sont mortes et dans un état de décomposition
plus ou moins avancé. Celles-ci, toujours encastrées,
comme les premières, sur les points où elles s'étaient
fixées, ajoutent nécessairement, par leur présence, à
l'inflammation qui s'était déjà emparée des derniers.
Cette inflammation peut être ainsi portée à son *maxi-*
mum d'acuité, et c'est ce que fait fort bien remarquer
l'auteur anonyme de 1733, parlant d'une Chique dont on
aurait laissé, dans sa loge, quelque portion accompagnée
de liquide extravasé et passant à la décomposition. « Si
« quidem, dit notre auteur, remanens illius portio, cum

(1) On sait que, depuis la cessation de la traite des noirs, les colons
des Antilles ont recours, pour leurs travaux agricoles, aux Indiens
orientaux qui, leur temps d'engagement terminé, retournent dans
leurs foyers.

(2) De tous les points de la surface plantaire, celle qui recouvre la
base des orteils est tout particulièrement recherchée par la Chique,
et elle s'y accumule souvent en grand nombre. La mollesse de
cette partie, d'une part, et, de l'autre, l'abri qu'y trouve l'insecte
contre l'atteinte des agents extérieurs, en donnent suffisamment la
raison.

« liquore extravasato cum putrescens, primo inflammatio-
« nem , deinde gangrænam affectæ partis producit. » Et
l'auteur en produit de suite un exemple fourni par un
éminent personnage, de l'ordre ecclésiastique, qui se
trouvait à Porto-Bello, et dont il était le médecin, à ce
qu'il paraît. « Quum admodum in Porto-Bello, dit notre
« anonyme, accidit Don Ignatio Dominiguez, magistro
« cameræ principis de S. Buono, cur cum aquam vitæ ad-
« plicasset glandulæ imprudenter tractatæ accessit inflam-
« matio ac dolor per integrum pedem et femur, una cum
« febre ; unde obligati sumus quidquid gangræna affectum
« fuit, resecare, vulnus (1)..... »

Burmeister dit qu'une *horrible plaie* peut être la conséquence de la décomposition de l'insecte, alors qu'il a déjà
acquis un certain développement (2). Les plaies constituées entièrement, ou en partie, par des Chiques parasitaires en décomposition, sont, en effet, du plus mauvais
aspect. Ce sont ces sortes de plaies que le chirurgien
Campet avait en vue lorsqu'il dit, parlant de ce qu'il
appelle une *Chique mal tirée,* c'est-à-dire d'une Chique
dont il est resté quelque chose dans la plaie, que cette
plaie peut dégénérer *en un ulcère malin de la plus mauvaise espèce,* et comme ceux qu'il avait eu occasion de
traiter, ajoute ce praticien. Du reste, il n'est qu'une voix,
parmi tous les praticiens des pays à Chique, sur le mauvais aspect des plaies dont nous parlons. Cet aspect explique une expression maintes fois employée par les voyageurs, parlant des accidents produits par la Chique, celle
de *pieds en pourriture, pieds pourris;* il justifie en même
temps, et de reste, l'épithète de *cacoethica* donnée, par

(1) Nous ne saurions laisser passer ces paroles de l'auteur
sans faire remarquer que l'accroissement des accidents dont il
parle tenait peut-être moins à ce qui pouvait être resté de l'insecte
dans la plaie qu'au liquide irritant appliqué sur la dernière, déjà
plus ou moins enflammée.

(2) *Op. cit.,* p. 384.

Linné, aux plaies de la Chique : *ulcera cacoetica*, dit le grand naturaliste. Nous reviendrons sur ces sortes de plaies au chapitre suivant, sous le rapport de la cause à laquelle on les attribue généralement, et dont Dobrizhoffer, un peu plus haut, nous offrait encore un exemple lorsqu'il dit : *Si quidem remanens illius portio*, etc.

L'existence d'une seule Chique aux pieds, et, *à fortiori*, de plusieurs, peut gêner plus ou moins la marche, et même l'entraver tout à fait, très-peu de temps après la pénétration de l'insecte. Ce laps de temps peut être évalué de trois à quatre jours ; il ne serait que de *deux jours et même moins*, d'après les observations du R. Smith, recteur de Saint-Jean, dans l'île de Newis (1). Quoi qu'il en soit, que ce soit un jour plus tôt, ou un jour plus tard, une Chique aux pieds vous a bientôt arrêté dans votre marche.

« Cette vermine, dit Biet, parlant de la Chique, s'em-
« para tellement de nous, qu'en mon particulier j'en eus
« de très-grandes incommodités, et telles que mes pieds
« en étaient quasi pourris, ne me pouvant plus soutenir
« dessus. » (*Op. cit.*, p. 173.)

« Chez les crétins et les nègres malpropres, dit Rengger,
« les puces de sable couvrent les pieds et les autres parties
« du corps ; l'enflure, les ulcérations sont prodigieuses, et
« cela à tel point qu'ils ne peuvent plus ni marcher ni se
« tenir debout. » Nous verrons, plus loin, qu'il en est souvent de même pour les animaux.

M. Brassac, parlant des nègres qui, de son temps, arrivaient du Congo aux Antilles, pour être mis au service des planteurs, dit que, pour ceux-ci, la Chique est *une véritable maladie*, puisqu'elle les prive, *pendant des semaines et même des mois entiers*, de ceux de leurs travailleurs qui en sont atteints. Plus loin, revenant sur le même sujet, M. Brassac

(1) *Histoire naturelle de Newis et du reste des îles Caraïbes anglaises sous le vent ;* Cambridge, 1745.

dit encore : « Des soins incessants sont nécessaires pour dé-
« livrer les malades des parasites, et prévenir, chez eux, la
« formation d'ulcères de mauvaise nature, occasionnant,
« au détriment du propriétaire, une longue incapacité de
« travail, quelquefois même une infirmité incurable. »
(*Op. cit.*)

M. Vizy, de son côté, dit que, sans être graves, en général , les accidents produits par la Chique « peuvent
« enlever momentanément, au service, un grand nombre
« de soldats. » Plus haut (Note de la page 12), nous avons
rapporté, d'après un témoin oculaire, M. Lejeune,
qu'à Pérote (Mexique), en 1862, le général de division
Bazaine, depuis maréchal, en vue du grand nombre
d'hommes mis hors de service par des Chiques, prescri-
vait une visite journalière des pieds, pour obvier à de
nouveaux accidents. Le même, M. Lejeune, sous-inten-
dant militaire, pense que les insectes avaient été con-
tractés pendant la marche de Vera-Cruz à Pérote, située,
comme on sait, sur un plateau, en *Terre froide*.

De notre temps, aux Antilles, il était rare de ne pas
voir toujours, dans les infirmeries ou hôpitaux des colons,
un ou deux nègres hors de service pour cause de Chiques.
Il en était de même dans les hôpitaux de la marine pour
nos soldats, quoi qu'on fît, pourtant, pour les préserver
de l'insecte. Toutefois, il était rare qu'ils présentassent
des accidents de quelque gravité par suite de cette cause.
Le contraire ne se voyait guère que chez les soldats déta-
chés de leurs compagnies, pour travailler chez les colons
des campagnes, où ils se négligeaient dans leurs maladies.

« Les Indiens des environs de Vera-Cruz, dit Chappé
« d'Auteroche, ont les pieds rongés et déformés par les
« coupures ou incisions qu'ils sont obligés de se faire chaque
« fois qu'une Chique les a atteints (1). » (*Op. cit.*, p. 22.)

---

(1) Il ne peut être question ici que d'opérations pratiquées par
suite d'accidents consécutifs produits par des Chiques.

Sans doute, le savant voyageur veut parler ici de la déformation ayant pour cause la perte naturelle, ou par l'art, de portions osseuses, soit du tarse ou du métatarse, soit seulement des orteils. Cette déformation est d'autant plus remarquable que les pertes osseuses sont plus considérables ; elle est connue, dans l'Amérique méridionale, sous le nom de *Pata gorda,* qui veut dire *Gros pied,* nom qu'on donne également à ceux qui en sont affligés, et que d'Orbigny désigne fautivement sous le nom de *Patagos.*

La déformation dont nous parlons rend la progression difficile, *comme tortueuse*, qu'on me passe l'expression, semblable à celle des individus qui ont subi une amputation partielle du pied. On ne sait pourquoi d'Orbigny la qualifie de *ridicule.* « Les pieds de ces malheureux, dit d'Orbigny, parlant des enfants du peuple, deviennent difformes, leur marche gênée et ridicule. » (*Op. cit.,* t. I, p. 209.)

Le nom de *Gros pied*, donné, dans l'Amérique méridionale, aux mutilés par la Chique, rappelle que Robert Tomson, qui était en Amérique dès l'année 1553 (1), parle de *pieds de la grosseur d'une tête d'homme,* qu'on voyait à Porto-Rico, après l'introduction, dans la plante du pied, d'un petit ver, ainsi qu'il appelle la Chique, et des incisions *de 3 à 4 pouces de profondeur*, qu'on était obligé d'y pratiquer pour remédier au mal. Mais, reproduisons les paroles de Tomson dans cette circonstance.

L'auteur, après avoir dit qu'à Saint-Domingue, d'où il venait, on est tourmenté la nuit, pendant le sommeil, par un insecte (sans doute un cousin ou maringouin, *Culex*) dont la piqûre à la figure, aux mains et sur les autres parties découvertes les fait enfler *étonnamment*, continue ainsi :

« Il y a aussi une autre espèce de petit ver (*small*

____

(1) Il avait quitté l'Angleterre en cette même année 1553, et il était à Vera-Cruz à la date du 16 avril 1556.

« *worme*) qui pénètre dans la plante des pieds de l'homme,
« mais plus particulièrement dans celle des noirs et des en-
« fants qui ont l'habitude d'aller pieds nus, de façon qu'ils
« deviennent aussi gros que la tête d'un homme, et la dou-
« leur en est si intense que l'on en devient comme fou. Il
« n'y a aucun remède, si ce n'est de faire, dans les parties
« malades, des incisions de 3 à 4 pouces de profondeur (1),
« afin d'arriver jusqu'à l'insecte et de l'arracher, pour
« ainsi dire. » (*The Voyage of Robert Tomson, marchant
into Noua Hispania in the yerre* 1555, dans HAKLUYT'S
COLLECTION OF THE EARLY, VOYAGES, TRAVELS AN DISCO-
VERIES OF THE ENGLISCH NATION, de 1598 à 1600, t. III,
p. 531-540, in-4°: LONDON, 1810.)

Incontestablement, il y a, dans ces paroles de Tomson,
une grande exagération, tant sous le rapport du volume
acquis par les parties malades que sous celui de la profondeur des incisions qu'on y pratiquait, à moins d'admettre, ce qui est de toute vraisemblance, qu'il s'agis-
sait, dans les cas observés par le voyageur anglais, de
ces pieds monstrueux produits par l'éléphantiasis, et
qu'on rencontre si communément sous les tropiques. La
Chique, pour le dire en passant, s'attaque, avec avidité,
à ces sortes de parties où, à raison de leur insensibilité,
ou de leur presque insensibilité, elle peut séjourner
longtemps à l'insu et même au su des malades. Aussi
est-ce sur des éléphantisiaques, ainsi que sur des lépreux,
qu'on pourrait voir la Chique parvenir, *saine et sauve,*
jusqu'au terme de sa vie parasitaire et de sa gestation par
conséquent. Des Chiques, dans cet état, paraissent avoir
été vues par Rengger, qui, après avoir dit que, chez

(1) Le pied anglais, également divisé en 12 pouces comme le
nôtre, n'a pas la même longueur ; il a environ un pouce de moins,
de sorte que le pouce anglais est moins fort que le pouce français.
Du reste, les incisions dont parle le voyageur devaient avoir pour
but, non d'enlever le parasite, mais de donner jour à des foyers
purulents auxquels il avait pu donner naissance.

les crétins et les nègres malpropres, l'enflure et les ulcérations sont prodigieuses, etc., ajoute : « Dans ces cas, les
« sacs ou loges aux œufs tombent, et les cavités qu'ils
« occupaient ont alors l'aspect d'un nid de guêpes (1). »

Il va sans dire que les dénudations osseuses qui ont
succédé aux inflammations et aux foyers purulents produits par des Chiques, nécessitent quelquefois des amputations plus ou moins importantes.

Pison, qui exerçait la médecine au Brésil, dit, parlant
des accidents produits par la Chique : « Adeoque gangræ-
« nam ipsam intulisse memini, ut pedum digitos amputari
« non semel coactus fuerim. » (*Op. cit.*)

Le capitaine Stedman, déjà cité plusieurs fois, parle de
malades qui, dans la Guyane hollandaise, ont été forcés
de subir des amputations par suite d'accidents de Chique.

Bajon, de son côté; Bajon, longtemps chirurgien-major
de l'hôpital de Cayenne, dit avoir vu beaucoup d'Européens dont les pieds étaient dans le plus fâcheux état
(*pourris*), et par la quantité de Chiques qui s'y trouvaient,
et par le séjour qu'elles y avaient fait. « Je fus même
« obligé, ajoute ce praticien, d'amputer les orteils d'un
« grand nombre de ces personnes. » (*Mémoires pour servir*

______

(1) Les œufs, dans l'état dont parle ici Rengger, c'est-à-dire encore
dans leur sac ou loge (abdomen du parasite), doivent être susceptibles d'éclore, puisqu'ils ont atteint leur complet développement. En
est-il ainsi, malgré la rupture de tous les rapports ayant existé
jusqu'alors entre l'insecte et le sujet qui le nourrissait? D'un autre
côté, cette terminaison de sa vie parasitive serait-elle la terminaison normale de celle-ci, ou bien cette autre terminaison dont il a
été parlé en son lieu, et où l'on voit les œufs, également parvenus à
leur complet développement, en toute apparence du moins, se faire
jour à travers de nombreuses couches d'épiderme, telles que celles
de la plante des pieds, surtout chez les nègres? Les œufs suivent
alors, dans ce trajet, l'ouverture de pénétration de l'insecte, celui-ci
restant toujours emprisonné dans la profondeur des parties, sans y
exciter des accidents inflammatoires.

à l'histoire de Cayenne et de la Guyane française, etc., avec
planches ; t. II, p. 149, Paris, 1778.)

Le père Labat parle d'un capucin à qui on amputa la
jambe pour cause d'une Chique, et ce fut à bord d'un bâtiment sur lequel il s'était embarqué pour retourner en Europe. L'insecte siégeait à l'une des chevilles, et le capucin
désirait la conserver, dans la généreuse pensée de la faire
voir à ses compatriotes de la métropole : vaincu par la
douleur peu après son embarquement, il s'était décidé à
s'en débarrasser. « Alors, malheureusement, dit le père
« Labat, il était trop tard, et on fut obligé de lui couper la
« jambe pour lui sauver le reste du corps. » Le malin père
ajoute ces paroles : « Belle curiosité, et, assurément,
« bien récompensée ! » (*Op. cit.*, t. I, p. 157.)

Une autre histoire de capucin, en tout semblable à celle
du père Labat, est rapportée par Walton (Erzahlung),
dans son Histoire de Saint-Domingue (*Historia of Saint-
Domingo*), et a été reproduite par Kirby et Spence. Ces
auteurs, après avoir exposé le projet du capucin, continuent ainsi :

« Le succès aurait couronné la tentative patriotique
« du frère capucin, lequel emporta avec lui, de Saint-
« Domingue, une colonie de ces insectes (Chiques), qu'il
« avait laissés s'établir dans un de ses pieds. Malheureu-
« sement, pour lui et pour la science, le pied auquel était
« confié le précieux dépôt se mortifia ; on fut obligé de
« l'amputer et de le confier aux flots, avec tous ses habi-
« tants. » (*An Introduction to Entomology,* t. I, p. 102 ;
London, 1822.)

A ces deux histoires, nous en ajouterons une troisième,
qui n'en diffère que parce que le patient, dans celle-ci,
était prêtre au lieu d'être capucin, et qu'au lieu d'être parvenu à se rétablir, comme les deux capucins, lui, au contraire, serait mort. Je laisse au savant secrétaire de l'Académie des sciences de Munich, M. de Martius, le récit de
cette dernière histoire.

« Lors de mon passage à Para (Brésil), m'écrit M. de
« Martius, on me racontait qu'un prêtre brésilien, por-
« teur de plusieurs Chiques aux orteils, s'était ainsi em-
« barqué pour Lisbonne, dans l'intention d'y faire voir
« ces insectes, mais que, pendant la traversée, la gan-
« grène s'était emparée du membre malade, et que le
« prêtre en était mort avant son entrée dans le Tage. »
(*Lettre de M. de Martius*, sous la date du 13 mars 1867.)

Tout porte à croire que les trois histoires, *si bien histoire il y a*, n'en font qu'une. Dans tous les cas, l'une n'est
pas plus vraisemblable que l'autre, car on ne saurait ac-
corder la moindre créance à un projet ayant pour but de
faire arriver, des Antilles en Europe, à l'époque où il aurait eu lieu, une Chique à l'état parasitaire. A cette époque,
en effet, la durée moyenne d'une traversée d'Amérique en
Europe, et *vice versá*, dépassait de trois à quatre fois
celle de l'existence parasitaire de la Chique (1). La durée
moyenne de la même traversée, avec notre navigation à la
vapeur, dépasserait même encore la durée de l'existence
parasitaire de la Chique (2), de telle sorte qu'une Chique,
contractée en Amérique, ne saurait se voir en Europe, mais

(1) Au moment où nous écrivions ceci, est arrivé à Paris, venant
de Fernambouc (Brésil), un négociant français qui avait contracté
deux Chiques avant son embarquement. Ces insectes, qui s'étaient
fixés au pied gauche, étaient morts pendant la traversée, par suite
des incessants grattements auxquels ils avaient été soumis. Le
malade n'en souffrait pas moins encore à son arrivée à Paris, où
l'extraction en fut faite par M. le docteur Laboulbène.

La traversée du négociant, de Fernambouc, à Bordeaux, n'avait été
que de vingt jours. Peu après, il était à Paris, où nous le vîmes le
31 janvier de cette année (1867), avec MM. les docteurs Laboulbène et
Léon Gage. Son cas pathologique fait le sujet de l'*Observation particulière* qui termine celles que nous donnons à la fin.

(2) Cette durée n'a encore pu être déterminée d'une manière pré-
cise, ce qui tient à ce que, chez l'homme, comme nous l'avons déjà
vu, l'insecte n'accomplit *presque jamais* toutes les phases de son
existence parasitaire ; selon Levacher, elle serait de *sept à huit
jours, plus ou moins, et de quatorze jours et au delà*, selon Rengger.

il en serait autrement d'une Chique qui aurait été contractée à la mer. Or, des Chiques peuvent se contracter à
la mer, car il doit s'en introduire dans les marchandises,
et surtout dans les objets de literie embarqués pour
l'Europe dans les pays à Chiques. Quant à leur alimentation à la mer, outre qu'elles peuvent subir une assez
longue abstinence, elle leur serait naturellement fournie
par les marins, les passagers et les animaux avec lesquels
elles voyageraient (chiens, chats, rats et souris). On conçoit même qu'après s'être reproduites à la mer d'abord,
elles puissent encore se reproduire à terre plus tard, si
elles y arrivaient dans une saison qui leur serait favorable.

Le voyageur que nous avons nommé plus haut, Robert
Tomson, parle de cas de mort par suite d'accidents de
Chiques. Selon lui, en effet, plusieurs hommes,—sans doute
du bâtiment sur lequel il était, — seraient morts après des
accidents de cette nature, à la prise de Porto-Rico, mais
il laisse à désirer des détails sur cette fatale terminaison
de la maladie. Tout ce qu'en dit le navigateur anglais se
borne à quelques paroles placées à la marge du passage
que nous avons rapporté, et que voici : « Plusieurs de nos
« hommes moururent de ces vers (Chiques) à la prise de
« Porto-Rico. » (*Op. et loc. cit.*)

A n'en point douter, la mort peut être la conséquence
d'accidents ayant eu pour point de départ une Chique.
Pareille mort se voit surtout après le tétanos, que la moindre
imprudence peut faire naître, comme nous le verrons plus
loin, chez des individus aux prises avec les premiers accidents produits par l'insecte. En dehors de cette cause de
mort, chez des individus *chiquetés*, qu'on me passe cette
expression (1), surgit celle due à l'intensité des phéno-

(1) L'expression *échiquer* a déjà cours dans la science. Levacher
s'en sert lorsqu'il dit, parlant du traitement de l'affection connue

mènes inflammatoires occupant une plus ou moins grande étendue d'un membre, et qui aboutissent soit à la gangrène ou au sphacèle de ce membre (obs. xi), soit seulement à la formation de foyers purulents, plus ou moins considérables, dans son intérieur. Ceux-ci, en s'étendant plus ou moins profondément, dénudent les os et peuvent, par un séjour prolongé du pus qu'ils renferment, donner lieu à une résorption purulente mortelle, à moins que l'art, en lui donnant issue, ne prévienne cette terminaison. On doit la supposer fréquente chez les peuplades indigènes où nos connaissances chirurgicales n'ont pas encore pénétré. Quoi qu'il en soit, c'est à elle qu'il faut rapporter, selon nous, la plupart des cas de mort observés après des introductions de Chiques dans nos parties, en dehors de ceux dus aux tétanos, comme nous l'avons fait remarquer précédemment.

Nous parlions, plus haut, de l'action des corps parasitaires, morts et en décomposition, sur les parties où ils se sont développés, et avec lesquels ils sont restés en rapport. Cette action, sans qu'il soit besoin de le dire, est une action purement locale, mais peut-être n'est-elle pas la seule qu'ils soient en puissance de produire, et que, dans certaines circonstances, ils peuvent exercer aussi une action générale, comme *corps* ou *matière putréfiée et toxique* par conséquent, à l'instar de toute autre matière animale également en décomposition, et appliquée sur une surface dénudée et enflammée, comme l'est celle où se trouvent des Chiques dans le cas que nous avons en vue. Ici, toutefois, les faits manquent absolument.

Le voyageur que nous citions plus haut, Alcide d'Orbigny, parle de victimes que la Chique ferait quelquefois parmi les enfants du peuple, par le fait de *l'incurie de*

sous le nom de *crabe*, « qu'il faut avoir soin, préalablement, de « faire échiquer les malades. » Les Chiques, en effet, compliquent presque toujours cette affection, à la production de laquelle elles pourraient même n'être pas étrangères.

leurs parents. « On cite des exemples, heureusement très-
rares, dit le voyageur, de tels d'entre eux qui ont péri
victimes de l'incurie de leurs parents. » Il ajoute que ceux
qui guérissent se reconnaissent toujours à leurs pieds et à
leur démarche, et qu'on leur donne le nom de *Patagos*,
ou mieux, *Pata-gorda,* comme nous l'avons fait remarquer précédemment.

On lit, dans une description de la Guyane espagnole,
par un voyageur dont le nom m'échappe : « On a vu des
« nègres et autres individus perdre le pied et même
« mourir, pour avoir négligé de se faire extraire des
« Chiques. »

De son côté, le capitaine Stedman, après avoir dit que
des malades, par suite d'accidents de Chiques, ont été
forcés de subir des amputations, ajoute que *d'autres en
sont morts* (*Op. et loc. cit.*). Stedman voyageait dans la
Guyane hollandaise.

Gumilla (Joseph), de la compagnie de Jésus et supérieur
des missions de l'Orénoque, dit que : « Il arriva des Cana-
« ries à la Guyane, en 1720, quelques familles dont la plus
« grande partie mourut pour avoir négligé de se tirer
« leurs Chiques. » (*Histoire naturelle, civile et géographique
de l'Orénoque,* etc., t. III, p. 111; Avignon, 1768.)

A la Guyane, en 1822, une colonie irlandaise formée
sur les bords de la grande crique nommée *Passoura*, et
qui se composait d'une centaine d'individus, se trouvait ré-
duite à trente, *pas davantage,* quelques mois après. Les
autres, en bon nombre, avaient succombé aux accidents
consécutifs produits par la Chique. Les trente survivants,
abandonnant alors la colonie, avec tout ce qu'ils y possé-
daient, rentrèrent à Cayenne, d'où ils étaient partis, de-
mandant avec instance leur retour dans leur patrie première. Mais, laissons parler, sur cet événement, un médecin qui, en 1836, fut envoyé sur le théâtre de la colonie
abandonnée, pour s'enquérir des véritables causes qui
avaient amené cet abandon.

6

« Lorsque les Irlandais furent installés dans les savanes
« de Kourou, dit ce médecin, ils ne tardèrent pas à être
« assaillis par les Chiques, qui existent là en grande quan-
« tité, et dont ils ne soupçonnaient même pas l'existence.
« Leur inexpérience, ainsi que celle d'un chirurgien qui se
« trouvait parmi eux, permit aux parasites de les envahir
« de plus en plus, et bientôt se déclarèrent, chez ceux-ci.
« des ulcères vastes et nombreux résultant nécessairement
« de la grande quantité de Chiques qui s'y développaient.
« Ces ulcères, dont ils furent en peu de temps couverts,
« épuisaient les malades par leur abondante suppura-
« tion, et amenaient, enfin, les plus graves accidents, tels
« que la gangrène et la carie. En face de toutes ces mi-
« sères, dont la cause, malheureusement, leur était incon-
« nue, le plus grand nombre se démoralisa au point de ne
« plus se préoccuper le moindrement d'une maladie dont
« ils ne pouvaient s'expliquer l'incessante reproduction.
« Quand on apprit, à Cayenne, le triste état où ils se trou-
« vaient, ainsi que la cause qui l'avait produit, on leur en-
« voya, de l'hôpital, une négresse infirmière réputée habile
« dans le traitement des Chiques. Malheureusement cette
« femme, adonnée à l'ivrognerie et à la paresse, les laissa,
« le plus souvent, sans aucun soin. Chez la plupart,
« d'ailleurs, les accidents produits étaient déjà trop
« graves pour qu'elle eût pu y remédier, si même elle
« l'avait tenté; aussi, peu à peu, le plus grand nombre
« périt ainsi misérablement. » (Niéger, *Op. cit.*)

Je remarque que les nouveaux établissements formés
par des Européens, sous les tropiques, ont toujours donné
lieu à de nombreux et graves accidents produits par la
Chique, et nous pouvons nous dispenser de dire pourquoi,
au point où nous sommes parvenus de son histoire. C'est
ce qu'on a vu se produire, il n'y a pas bien longtemps
encore, dans la colonie française de la Nouvelle Bordeaux,
sur les bords du Paraguay (rive droite), près d'Assomption, « ou parce que les colons, dit M. Martin de Moussy,

« ne savaient pas ce qu'était l'insecte, ou parce qu'ils ne
« savaient pas bien s'y prendre pour son extraction. »
(*Op. cit.*, t. II, p. 58.) C'est lors d'un établissement semblable qu'on formait près de Cayenne du temps de Bajon,
que ce praticien eut occasion de pratiquer tant d'ablations
ou amputations d'orteils sur lesquelles nous aurons à revenir.

Maintenant, sans doute, on comprendra ces paroles de
Dobrizhoffer, à qui l'insecte n'avait guère été connu que de
nom, comme il nous l'apprend lui-même, pendant son long
séjour au Paraguay, et qui venait d'être envoyé à la nouvelle colonie de Saint-Ferdinand; on comprendra, dis-je,
ces paroles : « Delatus ad S. Ferdinandi recentem colo-
« niam, et videre, *et pati*, et execrari hanc pestem cœpi. »
Et Dobrizhoffer, un peu plus loin, comme pour justifier
ses paroles, ajoute : « Una sæpe sessione decem, viginti,
plures ejus modi vermiculos acerbissimo cum dolore idem,
tibi puer expugnet. »

Au nombre des Observations particulières, rapportées à
la fin, est celle d'un officier de la marine de l'État, qui a
succombé au sphacèle de tout un membre inférieur, suite
d'une inflammation déterminée par une Chique au pied.
L'insecte avait été contracté à la Martinique, au moment
de l'embarquement de l'officier, et les accidents qui sui-
virent se passaient à la mer, par une latitude élevée de la
côte orientale de l'Amérique du Nord.

Il est généralement reçu, sous les tropiques, que des
Chiques négligées peuvent donner lieu au tétanos, et ce
n'est malheureusement que trop vrai, ainsi que nous en
fournissons un exemple qui nous est, en quelque sorte,
personnel (*Obs. XIV*). Mais, déjà, depuis 1835, nous sa-
vions que Rengger en avait observé quatorze cas pendant
son séjour au Paraguay, qui fut de six ans. « Pendant un
« séjour de six ans que j'ai fait au Paraguay, dit Rengger,
« j'ai observé quatorze cas de tétanos à la suite de l'extrac-

« tion de la Chique. » (*Op. cit.*, p. 274, chap. intitulé : *Puce de poussière au Paraguay*.) L'auteur ajoute que les sujets étaient des négrillons de 9 à 15 ans ; il venait de faire observer que le tétanos est fréquent chez les négrillons de cet âge, et c'est ce qui résulte aussi de nos propres observations aux Antilles.

Aux cas de tétanos observés par Rengger, ajoutons celui qui nous est fourni par notre confrère et ami M. le docteur Martin de Moussy ; il en a été témoin à *Bella-Vista* (28° 30'), dans la Confédération argentine. « On cite des « cas de tétanos, dit l'auteur, parlant du tétanos en gé- « néral, et nous en avons vu un nous-même à Bella-Vista, « en juin 1856, après une blessure de Nigua. » (*Op. cit.*, t. II, p. 58.) L'auteur ajoute que ces cas sont pourtant *fort rares*. Celui dont il parle, et qui était offert par un enfant de couleur (1) de 8 à 9 ans, avait ceci de re- marquable, que le malade ne portait qu'un seul insecte, et c'est ce que l'auteur lui-même nous assurait tout ré- cemment à Paris. Du reste, outre qu'une seule Chique suffit pour être la cause occasionnelle du tétanos, il n'est point nécessaire que les accidents qu'elle a déterminés soient bien intenses ; il suffit même, pour cela, selon la susceptibilité du sujet, d'une inflammation légère, voire même d'une simple irritation. Aussi Rengger dit avec raison que, « quelque petite que soit la blessure qui ré- « sulte de l'extraction d'une Chique, les conséquences, ce- « pendant, en peuvent être très-douloureuses et parfois « mortelles (2). » Rengger ajoute que ces conséquences ne sont pas à redouter tant que l'insecte n'a point été extrait, sur quoi nous remarquons que, seulement, elles le sont alors moins, témoin le sujet de l'observation précitée (Obs. XIV), qui fut atteint et mourut du tétanos, sans

---

(1) Produit de la couleur blanche et d'une des couleurs intermé- diaires entre la couleur du mulâtre et celle du nègre.

(2) Il ne peut être question ici que du tétanos.

qu'aucune des Chiques qu'il avait contractées lui eût en-core été enlevée.

Que le tétanos puisse être la suite de la présence d'une Chique dans nos parties, mais surtout de plusieurs, les faits qui précèdent suffiraient pour l'établir. Toutefois, ici, il importe de s'entendre : ce n'est pas l'insecte ou les insectes eux-mêmes qui déterminent directement les accidents dont nous parlons, mais bien l'état de sensibi-lité où se trouve alors la partie qui en est encore, ou qui vient d'en être le siége. Cette sensibilité est des plus vives ; et si, à raison de la multiplicité des insectes dans la partie, celle-ci présente une certaine surface, l'impres-sion subite qu'y produira soit un air frais, soit de l'eau froide (1), suffira pour faire éclater le tétanos. Et, pour le dire en passant, le tétanos qui, dans nos colonies d'Amérique, emportait, du temps de l'esclavage, tant de négrillons nouveau-nés, n'avait pas d'autre cause que leur exposition à l'air aussitôt après leur naissance (2).

Ce que nous venons de dire sur l'impressionnabilité dont le derme peut être le siége sous l'influence d'une Chique, ou aussitôt après son extraction, servira à faire comprendre ce que disent quelques voyageurs du danger attaché aux plaies faites ou laissées par la Chique.

L'astronome que nous avons déjà cité, Chappe d'Aute-roche, dit, parlant de la Chique, que « les plaies que fait « sa morsure deviennent mortelles quand on y laisse cou-. « ler de l'eau. » (*Op. cit.*, p. 20.)

(1) Nous pourrions citer bien des exemples de tétanos provenant de l'une et de l'autre de ces causes : ce n'en est pas ici le lieu.

(2) Campet estime que le tétanos ou mal de mâchoire emporte au moins le 10ᵉ des négrillons qui naissent dans la Guyane (p. 55), et nous voyons, dans Martin de Moussy (*Op. cit.*, t. II, p. 277), que la même maladie ne moissonne pas moins parmi les enfants de la Confédération argentine et des contrées voisines. Le tétanos, dans ces différentes contrées, est connu sous le nom de *mal de los siete dias* (maladie de sept jours), à raison de sa durée ordinaire.

De leur côté, les savants du Voyage déjà cité, dans l'A-mérique méridionale, disent : « A Carthagène, il faut se « garder, pendant deux jours, après l'extraction d'une « Chique, de se laver les pieds ; sans cette précaution, on « prend de suite le spasme (tétanos), maladie dangereuse, « et dont il est rare qu'on échappe. » (*Op. cit.*)

Le danger qu'il y a à se laver les pieds après l'extrac-tion d'une Chique est aussi admis par M. Karsten, qui dit : « Le fait que les nègres sont souvent atteints du « tétanos, pour s'être lavé les pieds, après en avoir extrait « une Chique, est indubitable. » (*Op. cit.*, p. 60.)

Nous ne saurions laisser passer ces deux citations sans faire remarquer qu'il ne saurait être question ici que de l'eau froide : sans aucun doute, on pourrait impuné-ment, après l'extraction d'une ou de plusieurs Chiques, se laver les pieds avec de l'eau tiède. Seulement, comme, après s'être ainsi lavé les pieds, ils peuvent facilement se refroidir, il est prudent d'attendre, pour le faire, que quelques jours se soient écoulés, et c'est, du reste, ce qui se fait généralement dans tous les pays à Chiques.

Chappe, que nous citions plus haut, indique, pour obvier au tétanos après une extraction de Chique, une pratique en usage au Mexique, et qui consiste à en ob-struer immédiatement l'ouverture avec du suif. « Après « s'être lavé les pieds, dit Chappe, le premier soin doit « être de boucher, avec du suif, l'ouverture laissée par la « Chique. »

L'occlusion immédiate de la plaie ou ouverture laissée par l'insecte se pratique dans tous les pays à Chiques, mais avec des substances différentes selon les lieux. Comme nous le verrons plus loin, cette sage précaution met la plaie à l'abri du contact de l'air, cause de la cruelle maladie.

Accidents produits chez les animaux. C'est également aux pieds, comme chez l'homme, et pour les mêmes raisons,

que la Chique s'observe le plus souvent. À en juger par le
léchement et les frottements réitérés des parties chique-
tées, auxquels se livrent les mammifères, ainsi que par
les petits coups de bec, plus ou moins répétés, que les
oiseaux se donnent dans les mêmes parties, les animaux doivent éprouver, à la pénétration d'une Chique
chez eux, une sensation analogue à celle que nous éprou-
vons dans la même circonstance. Mais, l'insecte poursui-
vant sa marche, c'est-à-dire s'accroissant de plus en plus,
la scène des phénomènes change pour les animaux comme
pour nous : ils souffrent alors plus ou moins, et cherchent
à se débarrasser de l'insecte par tous les moyens qu'ils
possèdent pour leur défense. On voit alors les singes, les
chats, les chiens, etc., se déchirer le siége de leur mal,
c'est-à-dire les parties où sont des Chiques. Mais, qu'on
nous permette de faire quelques citations à cet égard.

« Les chiens s'ensanglantent les pattes pour se délivrer
« des Chiques, » dit Alcide d'Orbigny. » (*Op. cit.*, t. I,
p. 208.)

« Les chiens, les chats et les renards, dit Rengger, s'ar-
« rachent les Chiques avec les dents. » (*Op. cit.*)

« Sues, dit Dobrizhoffer ; sues, capræ, ovesque ab iis-
« dem pulicibus hanc tamen equi, muli, asini, boves,
« qui seu ungulorum, seu pellis duritie, adversus com-
« munem hostem sese defendunt. »

Le désordre produit aux pieds des animaux par la
Chique n'est pas moins grand que celui observé chez
l'homme par la même cause. Ainsi, Leblond dit que
« rien n'est plus commun de voir des chiens et des co-
« chons que la Chique met dans l'impossibilité de mar-
« cher. » (*Voyage aux Antilles*, p. 219 ; Paris, 1813.) De
son côté, Dobrizhoffer, après avoir dit, parlant des
chiens, qu'ils se guérissent en léchant leur plaie ou blessure, *vulnus lenguendo*, ajoute : « Aliquando, tamen, exe-
« sis pedibus et ulceratis claudicant diu. »

Que des cas de mort, par suite d'accidents de Chiques, puissent se présenter chez les animaux comme chez l'homme, il ne nous en faudrait d'autre preuve que celle du magnifique chien de chasse dont il a déjà été parlé plusieurs fois, et qui a succombé aux nombreuses Chiques dont ses quatre pattes étaient envahies. Pareille terminaison, du reste, par suite des mêmes causes, ne doit pas être rare chez les animaux, l'insecte pouvant s'y accumuler en plus grand nombre que chez l'homme. Cette accumulation a lieu, comme on le pense bien, dans les parties où leurs moyens de défense ne peuvent arriver, telles que, par exemple, l'intérieur des oreilles, où M. Niéger a vu, sur des chiens, de vastes ulcérations produites par des Chiques. L'auteur, après avoir dit qu'on reconnaît, sur les animaux, les ouvertures laissées par les Chiques qu'ils ont détruites, ajoute : « Il n'en est pas de même lorsque « celles-ci s'introduisent dans le pavillon de l'oreille, ce « qui est assez fréquent : alors l'animal ne peut les at« teindre facilement, et, quoi qu'il fasse, avec ses pattes « et ses griffes, il s'ensuit des ulcères qui peuvent détruire « de grandes étendues de cette région. » (*Op. cit.*)

D'un autre côté, il ne faut pas perdre de vue que, l'insecte détruit, par le fait ou de la dent, ou de la griffe, ou bien encore du bec d'un animal, tout n'est point fini : il reste les accidents déjà développés, et qui doivent suivre leur cours naturel. Ces accidents, et nous pourrions nous dispenser de le faire remarquer, sont, absolument comme chez l'homme, d'autant plus graves que l'insecte, à sa mort, était plus avancé dans son développement.

Des accidents tétaniques ont-ils été observés chez les animaux, comme chez l'homme, par suite de la présence d'une Chique ? Les faits, à cet égard, nous font défaut.

Nous ferons remarquer, en terminant, que M. Dugès doutait de la gravité que pouvaient revêtir les accidents de Chique chez l'homme ; il se fondait sur ce qu'ils étaient,

selon lui, sans gravité chez le chien, où, selon lui encore,
ils étaient abandonnés à la nature. Or, nous venons de voir
que lesdits accidents peuvent revêtir, chez les animaux, la
même gravité que, chez l'homme, et que, chez eux encore,
ils ne sont abandonnés à la nature que lorsque l'insecte,
par son siége, se dérobe à leurs moyens de défense.

IX. — PROPHYLAXIE, OU MOYENS PRÉVENTIFS DES ACCI- DENTS PRODUITS PAR LA CHIQUE PARASITAIRE.

Moyens préventifs pour l'homme.—Ce qu'il y a de mieux
à faire, pour se garantir de la Chique, soit à l'état de
liberté, soit à l'état parasitaire, c'est de s'abstenir de fré-
quenter les lieux où elle se rencontre plus particulièrement, et que nous avons indiqués où nous devions le
faire.

Ces lieux, sur le continent, sont ordinairement signalés
aux voyageurs par les indigènes. « Lorsque j'arrivai à
« Salitre (village), dit Auguste de Saint-Hilaire, José Ma-
« rianno se hâta de me prévenir que cette maison (celle
« qu'il allait occuper) était remplie de Chiques; je n'y
« restai qu'un instant, et je n'en eus pas moins les pieds
« tout couverts (1). Moi et mes gens, nous prîmes le parti
« de nous établir dehors ; pour la première fois, depuis
« mon départ de Rio-de-Janeiro, je passai la nuit à la
« belle étoile... » (*Voyage aux sources du Rio-de-San-
Francisco*, t. Ier, p. 261 ; Paris, 1848.)

(1) Il est question ici des Chiques mâles et femelles qui, à l'instar
de la Puce, se précipitent sur le voyageur, dans les lieux où elles
sont en grand nombre. Ceci nous conduit à faire remarquer que Moquin-Tandon, p. 29 de sa *Zoologie médicale* (dernière édition), dit
que *les mâles ne nous inquiètent pas.* Mais, comment vivraient-
ils donc, ces mâles, s'ils ne nous inquiétaient pas, s'ils ne nous su-
çaient pas, nous et les animaux?

Tout en évitant les lieux où sont des Chiques, il importe de se maintenir dans la plus grande propreté, ce qui n'est pas toujours facile à faire en voyage, et de se visiter souvent les pieds, où la Chique s'introduit souvent sans y faire sentir sa sensation accoutumée. C'est ce que faisait Auguste de Saint-Hilaire, dans ses pérégrinations au Brésil. « Il y avait à Posse, dit notre voyageur, un nombre pro- « digieux de Puces pénétrantes, et, comme j'avais appris, « à mes dépens, combien il peut résulter de mal de « leurs piqûres, j'étais sans cesse occupé à visiter mes « pieds, afin d'en arracher les insectes avant qu'ils ne s'y « enfonçassent tout à fait. » Toutefois, malgré cette in- cessante préoccupation du voyageur, pour se garantir de l'insecte, il ne lui en arrivait pas moins quelquefois d'être pris au dépourvu. Ainsi, après avoir dit que ses pieds, — déjà si souvent maltraités par le parasite, — étaient presque guéris, il ajoute : « Mais, j'avais l'index de la « main gauche en fort mauvais état : une Chique s'y « était enfoncée entre l'ongle et la chair ; on n'en avait « retiré que la moitié, et il s'était formé un mal blanc « tout autour de l'ongle (1). A Posse, on me tira, avec « beaucoup de peine, une autre Chique de la main droite, « et je voyais l'instant où j'allais être privé de pouvoir « écrire. » (*Voyage* cité ci-dessus, t. II, p. 308.)

Les Indiens de l'Amérique continentale, pour se pré- server des Chiques en général, c'est-à-dire des Chiques à l'état isolé et à l'état parasitaire, en même temps que d'autres insectes, tels que le Maringouin ou Cousin (*Culex*), le Moustique, espèce de *Simulium* (2), et aussi des ardeurs du soleil, se teignent le corps avec une

(1) On dirait alors un panaris passant à l'état de suppuration.

(2) L'Amérique en compte de nombreuses espèces.

Le Moustique pique en s'enfonçant profondément dans le derme ; il y disparaît, en quelque sorte, par sa petitesse, et ses ailes, par leur transparence, aident peu à le faire reconnaître. Ajoutons qu'il est d'autant plus redoutable qu'aucun bruit n'annonce sa présence.

préparation composée d'huile de Carapa (*Carapa guianensis; C. oleifera, Persoonia, guaraoides*), huile très-amère retirée du fruit de l'arbre, et de la pulpe rouge et visqueuse du rocou (*Bixa orellana*). Cette préparation n'est pas seulement, pour les peuplades dont nous parlons, un moyen hygiénique, il est encore pour eux un cosmétique des plus estimés.

Thevet ou Theuet, qui, comme nous l'avons déjà vu, désigne la Chique sous le nom de *Tom*, — d'après les Indiens tupinambas, — dit qu'ils se servaient, pour s'en préserver, de l'*hiboucouhu*, huile retirée d'un fruit ayant la forme de la datte. Cette huile était conservée, pour s'en servir à l'occasion, dans des petites corbeilles très-artistement tressées, et connues des habitants du pays sous le nom de *caramemos* (1).

Rochefort, précédemment cité, parle d'une gomme dont les Caraïbes se servaient dans le même but, et que je soupçonne être celle du pommier d'acajou (*Anacardium pommiferum*), gomme à la fois très-abondante et très-amère. Au Brésil, selon Pison, l'huile caustique formée par le fruit du même arbre, connu sous le nom de noix d'acajou (2), était employée à la même destination; « on s'en « frottait les orteils et la plante des pieds, » disent Margrave et Pison, dans leur *Historia rerum naturalium*, p. 249.

Les mêmes auteurs parlent encore, comme préconisé dans la même contrée, pour se garantir des Chiques, du suc d'un arbre appelé *Camacari*, et dont la détermination est à chercher.

Swartz, le botaniste, dit que, pour se préserver des Chiques, les nègres, de temps à autre, se barbouillent les

(1) *Les Singvlaritez de la France antartique, avtrement nommée Amerique, et de plusieurs terres et isles découvertes de notre temps*, par F. Andre Thevet, natif d'Angovlesme. Anvers, 1558.

(2) Elle en surmonte le fruit, qui n'est qu'une sorte d'hypertrophie du calice.

pieds avec la résine fournie par le *Bursea*, sans doute le *Bursea balsamifera*, Pers. Swartz voyageait aux Antilles sur la fin du siècle dernier, et nous n'y avons pas retrouvé, au commencement de celui-ci, la pratique dont il parle.

Le père Dutertre, après avoir mentionné les feuilles de betun (tabac) broyées, dont se servaient quelques habitants des îles, pour se préserver des Chiques, ajoute : « mais surtout le rocou est la peste aux Chiques. » (*Op. cit.*, t. II, p. 353.)

Les Indiens brésiliens, du temps de de Léry, se servaient aussi du rocou, pour éloigner les Chiques. « A cet effet, « dit de Léry, les Américains se frottent, tant le bout des « orteils que les autres parties du corps, où la Chique se « loge le plus fréquemment, avec une huile rouge et « épaisse, faite d'un fruit appelé *couroq* (rocou). » (*Op. cit.*, p. 185.)

Comme nous le verrons au chapitre suivant, un produit végétal, l'otoba (qu'on prononce *otora* en espagnol), qui tue la Chique, jouit aussi, selon Gumilla, de la propriété de l'écarter, de l'éloigner. Seulement, employé sous ce dernier point de vue, c'est-à-dire comme prophylactif ou préservatif, son application devrait être renouvelée tous les mois, toujours d'après Gumilla.

Gumilla habitait les bords de l'Orénoque, mais ce n'était pas seulement dans les contrées baignées par l'Orénoque, que l'otoba était employé comme préservatif de la Chique ; il l'était encore à la Nouvelle-Grenade, où M. le docteur Roulin, déjà cité plusieurs fois, en a souvent vu faire l'application.

Gumilla qualifie de résine le produit végétal dont nous venons de parler. « Quand on la récolte, dit-il, elle est « blanche et ressemble à du beurre bien lavé, mais elle « perd cette couleur en vieillissant. Elle prend alors l'odeur « du lard rance et fond naturellement entre les doigts. »

L'otoba, toujours d'après la même autorité, serait

produit par la fleur blanche, et au centre de cette fleur,
d'un arbre qui croît au pied du *paramo* (sorte de plateau)
de Chita. Les Indiens, qui en font la récolte annuellement,
l'emploient sans doute encore à d'autres usages.

L'huile et les graisses en général, selon d'Orbigny (t. I,
p. 209), sont d'excellents préservatifs de la Chique. Cette
opinion, qui est aussi la nôtre, est partagée par Gumilla,
puisque, après avoir tant vanté l'otoba comme moyen
curatif de la Chique, il finit par dire que le suif peut le
remplacer. Gumilla fait en même temps remarquer que
des personnages, qui faisaient autorité pour lui, pensaient
de même à cet égard.

En résumé, et c'est par là que nous terminons ce qui
nous reste à dire des moyens préservatifs ou prophylactiques de la Chique, les huiles et les corps gras, en général, sont à la fois les moyens les plus simples et les plus
propres à remplir le but.

Moyens préventifs pour les animaux. — Les moyens
propres à garantir l'homme de la Chique le sont également pour en garantir les animaux. Nous avons vu,
précédemment, qu'au Brésil, pour mettre leurs chiens à
l'abri des Chiques, les Indiens leur font des lits élevés au-
dessus du sol. Ce renseignement nous est donné par
Claude d'Abbeville, dans sa *Relation*, déjà citée, *de la
mission des Pères Capucins en l'île de Maragnan et terres
circonvoisines.*

A la Guyane, dans le même but, on met les chiens dans
des hamacs, mode de couchage qui est peut-être le même
que celui dont parle d'Abbeville, sous le nom de *lits élevés
au-dessus du sol.* « Dans la Guyane, dit Sloane (d'après de
« Laët, je crois), on met les chiens dans des hamacs pour
« les préserver des Chiques. » (*Histoire de la Jamaïque,*
t. I, p. 125, Note.)

Je ne sais si on a songé à leur graisser les pattes pour
les préserver de la Chique, du moins pour en préserver

ces dernières parties. Ce serait chose à faire, non-seulement pour les chiens, mais encore pour d'autres animaux que l'on voudrait faire jouir de la même immunité.

X. — TRAITEMENT, OU THÉRAPEUTIQUE DES ACCIDENTS PRODUITS PAR LA CHIQUE PARASITAIRE.

Le traitement des accidents produits par la Chique parasitaire est de deux sortes, que j'appellerai, l'une *Traitement partiel ou par extraction*, et l'autre *Traitement en masse ou par décollement*.

1° *Traitement partiel ou par extraction*. — Avant d'aller plus loin, disons que lorsque l'insecte n'est pas encore passé tout entier sous l'épiderme, et qu'une partie plus ou moins grande de son corps, par conséquent, fait saillie sur la peau, on peut l'en détacher par quelque frottement, voire même par un *simple grattage*, pour me servir d'une expression fort juste de M. Brassac, dans le travail que nous avons déjà cité. Toutefois, ce n'est pas à cette incomplète pénétration de l'insecte sous l'épiderme qu'il appelle l'attention ; il ne l'appelle que lorsqu'il y est déjà tout entier, et qu'on est averti de sa présence ou par la démangeaison qu'il produit, ou par son développement abdominal. C'est seulement alors qu'il faut songer à s'en débarrasser.

Le traitement partiel ou par extraction, qu'on pourrait appeler aussi *traitement par échiquage*, est le traitement ordinaire, celui qui est généralement usité partout ; il consiste dans l'extraction du corps étranger, c'est-à-dire de la Chique tout entière, *corps et œufs*, opération qui se fait en allant la chercher où elle se trouve, c'est-à-dire sous l'épiderme. A cet effet, on écarte, du centre à la circonférence, l'épiderme qui l'abrite, en prenant, pour point de départ, l'entrée, toujours visible, de la perforation pratiquée par l'insecte pour y pénétrer. C'est ce que font les femmes (indiennes et négresses) avec la pointe d'une épingle ou d'une aiguille, et non sans une certaine dextérité, selon la remarque de tous les voyageurs. Les femmes qui se livrent à cette industrie sont connues, au Mexique, sous le nom de *curanderas*, comme nous l'apprend de Humboldt. Selon le même voyageur, la *curandera* ne se borne pas à extraire des Chiques : elle exerce encore plusieurs autres pratiques médicales.

Dans certaines contrées, les enfants sont aussi en possession de l'art d'extraire la Chique, tels que ceux d'une colonie dont nous avons déjà parlé, celle de Saint-Ferdinand (sur les bords du Paraguay), ainsi qu'il ressort de ces paroles de Dobrizhoffer, qui habitait ladite colonie : « Una « sæpe sessione decem, viginti, plures ejus modi vermi- « culos acerbissimo cum dolore idem tibi puer acu « expunget... » L'extraction de la Chique, par des enfants, se retrouve sur certains points du Brésil, et M. L. Figuier, qui la rappelle, dans son bel ouvrage sur les insectes, l'appuie d'une planche où l'on voit deux nègres se faisant enlever leurs parasites par deux jeunes échiqueurs qui sont, par leur adresse, dit M. Figuier, « singulièrement « recherchés, cajolés et récompensés par les noirs des « habitations. »(*Les Insectes*, p. 38-41, fig. 18; Paris, 1867.)

Par suite de l'écartement, du centre à la circonférence, de l'épiderme abritant le parasite, toute sa face épidermique, — constituée par sa moitié postérieure, — est ainsi mise à nu ; reste la face dermique, — constituée par sa moitié antérieure, — qu'on détache ou, pour mieux dire, qu'on décolle du derme, en la faisant, en quelque sorte, rouler sur elle-même. Ce résultat peut s'obtenir avec la tige de l'instrument dont la pointe aura servi au décollement de l'épiderme de recouvrement.

Plusieurs fois déjà, nous avons parlé, sous le nom de *membrane placentaire*, d'un tissu vasculaire placé entre l'insecte et le derme, et que nous ne désignerons plus désormais que sous le nom de *disque placentaire* ou seulement de *disque*, à raison de sa forme. Ce disque ne suit pas le corps parasitaire dans sa sortie ; il reste au fond de la plaie, toujours accolé au derme qui, à partir de ce moment, va le pousser incessamment au dehors, par l'interposition d'une nouvelle lame épidermique. Les choses, toutefois, ne se passent pas toujours ainsi ; elles ne se passent ainsi que lorsque le parasite approche plus ou moins de sa maturité. Dans le cas contraire, le disque parasitaire, plus ou moins voisin de son état de formation, est plus intimement uni au derme que plus tard, et la difficulté à s'en détacher peut s'en prolonger d'autant. De là les accidents dont parlent la plupart des auteurs, et que tous, sans exception, s'accordent à rapporter à des parcelles ou débris du corps parasitaire, restés dans les parties où il siégeait. Je me borne à rappeler, sur ce point, les paroles de Levacher, le médecin qui, sans contredit, au point de vue médical, a le mieux traité de la Chique dans ces derniers temps.

« Les débris, dit Levacher ; les débris, durs et ré-
« sistants, qui ne sont formés que par le ventre de la
« Chique et les membranes des ovules, demeurent dans la
« plaie, qu'ils ne tardent pas de convertir en ulcère
« malin... »

Plus loin, revenant sur le même sujet, Levacher ajoute :
« Le kyste (il entend par là le parasite tout entier) doit
« être extrait exactement, car le séjour de ses parcelles
« ou des œufs qu'il peut contenir est, comme je l'ai déjà
« dit, une double cause d'inflammation et d'ulcération. »
(*Op. cit.*)

Le disque placentaire, ai-je besoin de le rappeler, n'avait encore été aperçu par personne avant nous, malgré le rôle si important qu'il remplit pendant toute l'existence parasitaire de l'insecte. Il est, en effet, son intermédiaire avec l'être sur lequel il s'est fixé ; c'est son placenta à lui, comme le derme est sa matrice. Aussi les accidents qui se rattachent à son décollement rappellent-ils, *en tous points*, ceux qui se rattachent au décollement prématuré du placenta chez les mammifères, accidents qui sont aussi d'autant plus graves que l'état de gestation est moins avancé.

Le déplacement d'une Chique, du derme où elle était accolée,—absolument comme on appelle, en horticulture, la *greffe en approche,* — donne toujours lieu à une légère hémorragie. Cette hémorragie est fournie et entretenue par la piqûre faite dans le derme par l'insecte; elle peut durer où, pour mieux dire, se renouveler pendant plusieurs jours de suite, au pansement qu'on fait de la plaie.

La piqûre qui la fournit occupe à peu près le centre de la cavité laissée par la sortie du parasite, et que le médecin pourrait comparer à celle d'un cautère entretenu par un pois d'iris, ou par tout autre corps de même forme. Nous avons déjà vu que Ligon, voyageur anglais, — à qui une Indienne n'enleva pas moins de dix Chiques en une séance, — l'a comparée à un alvéole d'abeille, et Rengger, plus récemment, à un alvéole ou cellule de guêpe.

Lorsque cette cavité devient le siége d'une inflammation, ce qui arrive fréquemment, il importe de ne pas la laisser se recouvrir d'une croûte qui a beaucoup de tendance à se former, et dans laquelle entre souvent, comme noyau, si je puis m'exprimer ainsi, le disque placentaire. Cette croûte, en formant une sorte de bouchon, obstruerait la cavité dont nous parlons, et donnerait lieu, sous son abri, à l'accumulation de ses produits puriformes.

C'est ce qui a fort bien été observé au Mexique, par M. Vizy, chez les soldats qui avaient la mauvaise habitude de se cautériser la loge des Chiques, ce qu'ils faisaient avec la cendre brûlante de leurs cigares. « Cette « cendre, dit M. Vizy, forme un *magma,* et, deux ou trois « jours plus tard, il y a du pus au-dessous. » J'ajoute que, souvent, dans ce *magma,* devait se trouver le corps dont nous parlions plus haut. Quoi qu'il en soit, le pus retenu, par une cause quelconque, dans une loge où se trouvait une Chique, donne lieu à un nouvel engorgement des glandes fémorales, engorgement que j'appellerai *secondaire*, eu égard à celui dont nous avons parlé précédemment, et qui se produit lorsque l'insecte est encore en rapport avec le derme.

Cet engorgement secondaire n'a point échappé, non plus, à l'observation de M. Vizy, qui dit : «La Chique, en-
« levée à la deuxième période ou *période de suppuration*,
« offre, pour le soldat, des inconvénients très-graves; alors
« il est indisponible, et, s'il marche, on doit redouter des
« adénites, sans compter des phlegmasies du pied si les
« Chiques sont nombreuses. » (*Op. cit.*)

Il importe que l'instrument dont on se sert pour extraire une Chique ne soit pas trop aigu, trop acéré, afin d'éviter de piquer son abdomen, lequel se contracterait aussitôt sur lui-même, tout en expulsant ses œufs. Or, cette contraction de l'abdomen, en le faisant revenir sur lui-même, donnerait ainsi moins de prise pour le saisir.

Les Caraïbes, qui nous précédèrent aux Antilles, s'en-levaient leurs Chiques avec des arêtes de poisson, ou des petits bâtons de bois pointus. « Les sauvages, dit le
« R. P. Raymond Breton, prennent une *areste*, ou un
« petit éclat de bois pointu, font une ouverture avec, puis
« les pressent (les Chiques) contre les ongles, et les font
« sortir entières. » (*Op. cit.*, p. 148.) Sur le continent voisin, les Indiennes se servent, pour la même opération, des épingles suspendues à leurs lèvres inférieures.

De notre temps, aux Antilles, les nègres et les négresses récemment débarqués de la côte d'Afrique, et non encore pourvus ni de nos épingles ni de nos aiguilles, s'enlevaient les Chiques, soit avec des morceaux de bois aiguisés, soit avec des arêtes de poisson, à l'instar des Caraïbes, leurs prédécesseurs dans le pays, et c'est ce que nous avons vu plusieurs fois à la Guadeloupe, en 1824. C'était sur l'habi-tation dite du gouvernement, près le camp Saint-Charles, où je me trouvais alors avec les troupes auxquelles j'appartenais.

L'opération usitée pour extraire une Chique se résume donc, comme nous l'avons vu plus haut, en un simple décollement qu'on pourrait comparer à celui d'un kyste, du tissu cellulaire qui l'enferme; seulement, dans le dernier, il faut quelque peu se servir du bistouri, tandis que, dans le premier, cet instrument est tout à fait superflu.

L'extraction d'une Chique peut se faire sans exciter de douleur *aucune*, témoin ce qui se passe à la Nouvelle-Grenade, où l'on voit des femmes profiter du sommeil de leurs enfants pour les débarrasser de leurs Chiques, ce qu'elles font tout en projetant un léger souffle sur la plaie; seulement, pour que les enfants ne s'éveillent pas pendant l'opération, il faut que le souffle soit continu. C'est un fait qui s'est souvent passé sous les yeux de M. le docteur Roulin, pendant son si fructueux séjour à Santa-Fé de Bogota (1).

Cependant, le père Labat parle d'un de ses négrillons, récemment débarqué de la côte d'Afrique, qui se pendit, l'assura-t-on, pour échapper à la douleur qu'il redoutait de l'extraction d'une Chique!... C'est par trop invraisemblable, bon père, et, sans doute, en avançant cette énormité, vous aviez perdu de vue que c'était pour un tout autre motif que d'autres de vos nègres se pendaient assez souvent. Ai-je besoin de rappeler ici cette croyance, si enracinée dans l'esprit des nègres venant de la côte d'Afrique, à savoir qu'ils retournent dans leur patrie après leur mort? Elle était surtout celle des nègres *Ibos*, qui étaient, pour cela, l'objet d'une grande surveillance de la part de leurs maîtres. On a même vu, à Saint-Domingue, au rapport de Moreau de Saint-Méry, tous

(1) Il serait à rapprocher d'un autre, également vu par M. Roulin, celui de la Chauve-souris qui suce impunément le sang du voyageur endormi, et c'est ce qu'on attribue, peut-être avec raison, à ce que l'animal, tout en soutirant le sang, ventile sa morsure par un battement lent et régulier de ses ailerons.

les *Ibos* d'une habitation former le projet de se pendre, dans l'espoir de rentrer, après leur mort, dans leur regrettée patrie (1).

Au lieu d'écarter l'épiderme du centre à la circonférence, comme on le fait, pour mettre à découvert la face épidermique de la Chique, mieux vaudrait cerner le corps étranger tout entier, dans un disque d'épiderme qui aurait pour centre l'ouverture d'entrée de l'insecte, et c'est ce qu'on pourrait faire avec la tige d'une épingle un peu forte. Le disque formé, disque dont le diamètre dépasserait un peu celui du corps étranger, on en saisirait le rebord, soit avec des pinces, soit avec l'extrémité de l'ongle, et on le soulèverait ainsi d'une main, tandis que, de l'autre, on glisserait la tige de l'épingle sous la face dermique du corps étranger. Celui-ci se détache alors bien plus facilement que dans le procédé des négresses, où rien n'aide à son extraction. C'est ce procédé que j'avais adopté, et que je recommande aux naturalistes qui ne peuvent manquer de se livrer à des études sur la Chique, tant ces études me paraissent devoir être fertiles en résultats, je ne dirai pas intéressants, mais importants pour la physiologie générale. Je remarque que, dans ce procédé, on n'a pas à craindre de faire éclater l'abdomen de l'insecte, alors à l'abri de toute pression pendant l'opération ; on n'a pas à craindre, non plus, de le perforer, deux accidents assez fréquents dans la pratique ordinaire des négresses, femmes de couleur et autres femmes indigènes.

Nous avons vu, au chapitre précédent, combien il importe, au point de vue des accidents tétaniques,—qu'il faut toujours redouter,—de soustraire de suite, au contact de l'air, la cavité dermique d'où une Chique vient d'être détachée. Cette soustraction de la plaie au contact de l'air,

____

(1) *Description topographique, physique, politique et historique de la partie française de Saint-Domingue*, t. l, p. 30 ; Philadelphie, 1797.

dès l'enlèvement ou extraction de l'insecte, constitue, pour nous, la partie la plus importante du traitement.

Du temps de Labat, on se servait, pour obstruer la cavité laissée par la Chique, de suif, de cendre de tabac, voire même du cérumen de l'oreille. « Après l'extraction de la Chique, dit le père Labat, on en remplit le trou avec un peu de suif ou de cendre de tabac, ou de cérumen de l'oreille. » (*Op. cit.*) Campet avait adopté pour pratique de mettre, dans l'ouverture dont nous parlons, et pour prévenir je ne sais quoi, un *soupçon* de vert-de-gris. C'est un moyen à proscrire, parce que, outre qu'il est superflu, la plaie est alors le siége d'une *légère* cuisson, ainsi que Campet nous l'apprend lui-même, et que cette cuisson pourrait s'engraver facilement.

Aujourd'hui, dans le même but, les habitants de la Confédération argentine se servent de la matière d'un jaune d'œuf cuit à la coque (*tuorlo d'uovo bollito*), moyen à la fois bien entendu, d'une application commode, et dont nous devons la connaissance au docteur Montegazza (1).

Dans les nombreuses extractions de Chiques que j'ai faites aux Antilles, tant chez nos soldats que chez des nègres, je me suis toujours contenté de remplir leurs cavités avec de la charpie râpée et enduite de cérat.

Au lieu d'extraire l'insecte, on pourrait le faire périr sur place par diverses médications ; mais, alors même que l'insecte ne périrait pas par l'action de ces médications, il périrait infailliblement asphyxié, par n'importe quelle médication qui le recouvrirait. Et, en effet, son existence sous l'épiderme, et ainsi qu'il ressort de ce qui a été dit précédemment, ne saurait se maintenir sans une libre pénétration de l'air dans l'ouverture qu'il s'est pratiquée pour pénétrer dans les parties, de telle sorte que toute

______

(1) *Op. cit.*, t. 1, p 285.

application s'opposant à la libre pénétration de l'air dans cette ouverture doit nécessairement faire périr l'insecte.

Lors du séjour de d'Orbigny à Corrientes (27° 27′ 31″), il n'y avait pas longtemps qu'on y avait reconnu que l'essence de térébenthine donnait un résultat semblable, et c'est ce qui avait été expérimenté chez le gouverneur même de la ville, Don Pedro Ferre. au rapport du si zélé naturaliste. « Depuis peu, dit d'Orbigny, on avait « découvert chez le gouverneur de la ville, Don Pedro « Ferre, que l'huile de térébenthine est un remède infail- « lible contre les Piques, et qu'elle les fait périr immédia- « tement, sous l'épiderme où ils se sont introduits. » (*Op. cit.*, t. I, p. 209.)

Je remarque que l'efficacité de l'essence do térébenthine contre la Chique était connue depuis plus longtemps que ne le croyait d'Orbigny, sinon à Corrientes, du moins ailleurs, ainsi qu'il résulte de ce qu'en dit Leblond, qui voyageait en Amérique sur la fin du siècle dernier. « Le « moyen de s'en délivrer, dit ce voyageur, parlant de la « Chique, est de se frotter les pieds avec de l'esprit de « térébenthine, dont l'odeur tue ou chasse l'insecte (1). » (*Op. cit.*, p. 218.)

Les Caraïbes de la Dominique, du temps du R. P. Raymond, se servaient, dans le même but, de rocou délayé dans de l'huile de *couahu* (*Carapa*), et le même missionnaire, en rapportant cette pratique, fait observer que « l'huile de *requiem* (requin), ou celle de *marçoin* (*marsoin*), « les fait desnicher (2). »

On a avancé que le *basilicum* fait périr l'insecte, et qu'il prévient, en même temps, toute suppuration dans les parties, ce qui exige une explication. Sans doute, les deux résultats peuvent être obtenus, mais à la condi-

---

(1) Les tue, oui, mais ne les chasse pas : une fois entrées, elles ne peuvent plus sortir.

(2) Même observation que la précédente.

tion que l'introduction de l'insecte soit encore plus ou moins récente. Dans le cas contraire, la mort de l'insecte s'accompagnera d'une suppuration qui pourrait nécessiter son extraction, non plus alors comme corps étranger vivant, mais comme corps étranger mort.

Quelqu'un a proposé, et je ne sais plus qui, de faire périr la Chique en la piquant,—sans doute par l'ouverture épidermique qu'elle pratique pour son introduction, — avec une aiguille trempée dans une solution aqueuse de nitrate de mercure, mais cette addition médicamenteuse à la piqûre est tout à fait superflue : n'avons-nous pas vu, précédemment, que l'avortement de l'insecte, et sa mort par conséquent, est la conséquence nécessaire de la simple piqûre de son abdomen? Seulement, quant au mercure, il peut, n'importe sous quelle forme, tuer ou intoxiquer l'insecte, à travers les couches épidermiques sous lesquelles il se trouve. Je m'en suis assuré plusieurs fois, dont une fois sur moi-même, et j'en rapporte l'observation, qui est la treizième de celle que nous donnons.

Nous ne reviendrons pas sur ce qui a été dit, précédemment, sur la manière dont l'insecte se détache de l'individu chez lequel il s'était implanté, — sorte d'exfoliation,— lorsqu'il vient à mourir, soit naturellement, soit accidentellement, à une époque plus ou moins rapprochée de celle de son introduction.

2° TRAITEMENT EN MASSE OU PAR DÉCOLLEMENT. — Le traitement en masse ou par décollement est celui auquel on recourt pour enlever un certain nombre d'insectes à la fois. Il consiste dans des applications qui ont pour résultat commun d'opérer la séparation, du derme, de la portion de l'épiderme à laquelle les insectes adhèrent par leur partie postérieure. La nature de ces applications varie selon les lieux ; nous en indiquerons quelques-unes.

Aux Antilles, on plonge la partie malade dans une décoction de plantes amères, puis on la recouvre de cataplasmes de plantes semblables. Sans doute que de simples plantes émollientes ne seraient pas moins efficaces, sous forme de cataplasme, comme sous forme de décoction. La plante amère dont on se sert, en pareil cas, est une *Tournefortia* (*T. hirsutissima*, Lin.), vulgairement appelée *herbe à Chiques* (1), de l'usage qu'on en fait contre la Chique, et auquel on paraîtrait avoir été conduit par la ressemblance de sa fructification avec l'insecte en état de gestation. Cette ressemblance, en effet, ne saurait être plus grande, tant sous le rapport du volume, de la forme et de la couleur, que sous celui des aspérités qui rappellent assez les pattes de l'insecte, bien qu'elles ne soient qu'au nombre de quatre.

Encore aux Antilles, et sur le continent voisin, on emploie quelquefois, sous forme de cataplasme, la pulpe de racine de manioc (*Jatropha maniot*), pulpe dont on connaît l'action toxique. Toutefois, et comme nous l'avons déjà vu, cette action est absolument un hors-d'œuvre dans la médication. Nous en trouvons une nouvelle preuve dans l'*altiga*, préparation sur laquelle nous allons revenir, et qui n'est que de la pulpe de manioc desséchée et privée, par conséquent, de son suc délétère.

Quelquefois, à la Martinique, chez les enfants en bas âge, dont les pieds sont infestés par des Chiques, on emploie le fruit du corossolier (*Anona muricata*), connu sous le nom de corossol. On y introduit, et on y laisse à demeure, le pied tout entier. Le corossol constitue alors un véritable cataplasme émollient, car sa pulpe est à la fois

(1) Encore appelée *herbe à malingres*, de l'usage qu'on en fait aussi dans les ulcérations de ce nom, ulcérations qui, du reste, sont assez souvent la suite des ravages faits par la Chique.

Les feuilles de l'*herbe à malingres* sont à la fois amères, rugueuses et puantes, *folio rugoso, fœtido*, etc., dit Sloane, parlant de la feuille de l'herbe à malingres, dans son *Histoire de la Jamaïque*.

des plus douces et des plus mucilagineuses. Parmi nos observations particulières, il en est une où cette médication a été employée (Obs. xi).

Au Mexique, on emploie quelquefois un morceau de cassave, sorte de galette de manioc, appelée *attiga* à la Havane, et qu'on applique sur la partie malade, après l'avoir lentement ramolli avec de l'eau. M. Salé, qui a séjourné longtemps au Mexique, a vu faire cette application sur des fesses infestées de Chiques : le lendemain, ou le surlendemain, à la chute de l'épiderme, on le trouvait garni de Chiques détachées, et le derme correspondant laissait voir, absolument nues, les loges qu'y occupaient les insectes par leur partie antérieure (1).

A la Nouvelle-Grenade, on fait des applications de beurre salée, et c'est ce qu'y a vu faire un botaniste des plus distingués de cette contrée, M. Triana, de Santa-Fé de Bogota. Par suite de ces applications, les insectes se détachent en masse, nous disait le savant naturaliste.

A la Martinique et ailleurs, dans des cas où tout le corps, pour ainsi dire, est infesté par des Chiques, on

(1) M. Salé, aujourd'hui à Paris, a passé huit ans à la *Nouvelle-Orléans* (Louisiane), où la Chique n'existe pas ; il l'a rencontrée, en grand nombre, à Xalappa, dont l'élévation au-dessus du niveau de la mer est de 673 mètres. Sur les hauts plateaux, nous disait M. Salé, la Chique vit en compagnie de la Puce, qui ne se voit pas sur le littoral. C'est ce qui résulte aussi des observations plus récentes de M. Bocourt, pour les lieux élevés de la république de Guatemala, où la Puce pénétrante se rencontre avec la Puce ordinaire. Celle-ci est très-multipliée dans la capitale, dont l'altitude n'est pas moins de 14 à 1,500 mètres.

Il est arrivé à M. Salé, se trouvant à Vera-Cruz, d'avoir à la fois jusqu'à vingt-deux Chiques aux pieds ; il en conserve une tombée naturellement d'une des pattes de son chien.

Pour M. Salé, comme pour tous les voyageurs dans l'Amérique tropicale, les lieux habités, ou qui ont été habités, par des porcs, sont infestés de Chiques ; le corps en devient tout noir dès qu'on y pénètre. Il pense que les contrées à la fois chaudes et humides sont favorables à la propagation de l'insecte.

met le malade tout entier dans un bain de tabac, et nous en rapportons un exemple dans nos observations particulières (Obs. xii). Le tabac dont on se sert, dans cette circonstance, est ordinairement du tabac vert, dont on prend seulement la côte, ainsi qu'on appelle le prolongement du pétiole dans la feuille.

L'*otoba*, dont nous avons parlé au chapitre précédent, comme d'un moyen préservatif, est également employé comme moyen curatif. A cet effet, on en frotte et on en recouvre les parties malades, qu'on approche ensuite du feu. Mais, reproduisons, sur ce point, toutes les paroles du Père Gumilla.

« Il y a, dit Gumilla, un remède efficace pour écarter
« les Chiques, et pour les faire mourir lorsqu'elles sont
« entrées; j'en ai plusieurs fois éprouvé la vertu..... On
« s'en frotte bien les pieds, qu'on pose ensuite sur de la
« cendre chaude. Le remède pénètre alors dans les chairs,
« où il fait mourir les Chiques qui s'y trouvent.....

« Dans le cas où elles se sont emparées des pieds et d'une
« partie des jambes, on en frotte également ces différentes
« parties, dont on approche ensuite un tison pour le faire
« fondre. Après quoi, les pieds sont enveloppés, et la
« même opération n'a pas été répétée deux jours de suite,
« que toutes les Chiques sont mortes. Alors les parties se
« trouvent recouvertes d'une croûte à la chute de laquelle
« la peau se trouve dans son état normal. » (*Op. cit.*)

L'auteur, qui a toujours eu recours à ce mode de traitement pour lui-même, le cas échéant, dit avoir guéri, par le même traitement, un grand nombre d'Indiens, de Nègres et d'Européens. Après quoi il ajoute, — ce que je livre à la méditation des thérapeutes en la matière, —
« que des personnes éclairées l'ont assuré que le *brai*
« jouit des mêmes propriétés que l'*otoba*, et qu'à défaut
« de l'un et de l'autre de ces produits on peut em-
« ployer le suif, à condition d'y recourir plus souvent. »

Dobrizhoffer, précédemment cité, parle de la graisse

de poule (*adeps gallina*) employée par les *Alipones*, indigènes parmi lesquels il a séjourné si longtemps, et Biet,
d'un amalgame de graisse et de soufre avec lequel il
se débarrassa des Chiques dont ses pieds étaient infestés
à la Guyane (*Op. cit.*, p. 173).

Sous l'action des différentes applications dont nous
venons de parler, l'épiderme de la partie malade s'hu-
mecte, s'amollit, en même temps qu'y meurent, asphyxiés,
les insectes qui y adhèrent et tombent ensuite avec lui.
Cette chute, comme nous l'avons déjà vu, ne se fait pas
attendre longtemps, mais elle s'opère plus ou moins vite
selon le degré de développement des insectes : les plus
développés tombent les premiers, et *vice versâ*.

Je remarque, en passant, que le traitement en masse ou
par décollement était applicable au cas qui a tant préoc-
cupé Pison, et dont il parle en ces termes :

« ... Videre mihi contigit in nococomio, cutem in cale
« pedis callosam, sub quâ innumeri latabant vermiculi
« mititibus penitus fuisse resectam. » (*Op. cit.*)

Au traitement en masse ou par décollement se rattachent
deux pratiques ou procédés que nous ne rapporterons que
pour ne rien omettre de ce qui touche à notre sujet,
le procédé par flagellation ou fustigation, et le procédé
par brûlure.

A. *Procédé par flagellation ou fustigation.* — Le savant
botaniste que nous avons déjà cité plusieurs fois, Swartz,
est le seul voyageur qui parle de cet étrange procédé,
usité seulement pour le cas où les fesses sont envahies par
de nombreuses Chiques. Mais, reproduisons, sur ce sujet,
les propres paroles du botaniste suédois.

« On rencontre, dit Swartz, de malheureux nègres dont
« la paresse et l'insouciance permettent aux œufs de se
« transformer en larves qui ravagent leurs fesses (1), mal

(1) Nous répéterons ici ce que nous avons déjà dit ailleurs, à savoir
que les œufs n'éclosent point dans la partie où l'insecte s'est introduit,

« qui ne peut être guéri que par un plus grand ou plus
« cruel encore. Ce mal est le fouet qu'on administre au
« malade, et qui fait périr les insectes en les violentant
« dans la peau où ils sont. Après quoi, on lave les plaies
« avec de la saumure de hareng, aiguisée de jus de ci-
« tron. » (*Op. cit.*)

Une seule réflexion sur cette barbare et absurde pratique, c'est que, si l'on voulait détruire mécaniquement
l'insecte, le violenter, pour me servir de l'expression de
Swartz, on pourrait le faire sans violenter aussi le malade
lui-même, voire même en ménageant tout à fait sa sensibilité. C'est, du reste, ce qui ressort de ce qui a été dit,
jusqu'à présent, du traitement de la Chique.

B. *Procédé par brûlure.* — Le procédé par brûlure ne
nous est connu que par ce que nous en apprend le capitaine Leick, dans la relation de ses deux voyages à la
Guyane. On y a recours pour la plante des pieds lorsqu'elle
est infestée par un grand nombre de Chiques à la fois. Pour
en faire l'application, le pied malade ayant été soulevé et
attaché, pour en mettre la plante dans une position parfaitement horizontale, de la cire noire fondue est versée sur
la dernière, et de manière à l'en recouvrir tout à fait; puis,
la cire refroidie et solidifiée, sur la vaste ampoule alors
formée sur la plante du pied, on détache l'ampoule en bloc,
comme l'on ferait de toute autre ampoule développée sur
une autre partie, aussi par l'effet d'une brûlure, ou par l'action d'un vésicatoire. Il va sans dire que tous les insectes
se trouvent alors attachés, par leur partie ou face postérieure, à la surface interne de l'épiderme qui la forme.

Le procédé dont nous parlons fut appliqué à un homme
de la suite du capitaine Leick, lequel avait un trop grand
nombre de Chiques pour qu'on pût songer à les extraire
partiellement. Mais laissons au capitaine Leick lui-même
le récit du barbare traitement..

et que toute Chique existant dans une partie quelconque provient
nécessairement du dehors.

« Un de nos hommes, qui en avait le pied rempli et
« très-enflé (de Chiques), dit le capitaine, se vit obligé à se
« soumettre à la méthode de traitement employée par les
« Indiens, lesquels, après avoir attaché et relevé le pied,
« de manière à en avoir la plante tournée en haut, et
« dans un plan bien horizontal, y firent couler une cire
« noire, fondue et brûlante, qu'ils laissèrent ainsi jusqu'à
« ce qu'elle fût complétement refroidie. Après quoi, ils
« arrachèrent de force cette sorte d'emplâtre et, avec
« elle, les vers, au nombre de 7 à 800 (1), qui s'y étaient
« collés. Le malade se nommait John Nettleton. C'était
« un teinturier de Londres, qui se noya par la suite. »
(*Charles Leick bis Voyage to Guiana and plantation there,*
dans PURCHAS HIS PILGRIMES, vol. IV, lib. 6, cap. XI,
p. 1252; London, 1625.)

Nous devons croire que les Indiens recourent rarement
à un procédé aussi douloureux que celui dont nous venons de parler, et qui, en même temps, d'après ce qui a
été dit précédemment, expose aux plus graves accidents,
par la mise à nu du derme dans toute l'étendue de la
plante du pied.

Avis au lecteur.

Nous intercalons ici la IVe PARTIE de notre travail,
omise en son lieu, et qui devait continuer la page 19, où
s'arrête notre IIIe PARTIE.

IV. — DÉTERMINATION OU CLASSIFICATION.

La Chique, appelée par de Léry, comme nous l'avons
déjà vu, *petite Bestiole*, *petite Verminette*, est le Pou de
Pharaon de Valmont de Bomare. C'est un insecte aptère,
placé par Linné dans le genre Puce, *Pulex*, mais avec incertitude. Et, en effet, dans cette classification, Linné se

------

(1) Exagération à laquelle ont pu donner lieu les œufs qui, en pareil
cas, s'échappent en grand nombre, soit isolément, soit encore contenus dans leurs conduits ovigères.

demande si le *Pulex* de Catesby, l'*Acarus fuscus* de Brown et le *Pediculus ricinoides* de Rolander (1) diffèrent spécifiquement, ajoutant : *Dijudicent itaque Americani cujus sit generis et utrum una aut plures species.* (SYSTEMA NATURÆ, t. Ier, p. 1022.)

La Chique était donc un *Pulex* lorsque le professeur Oken, d'Iéna, en a fait, en 1815, le genre *Rhynchoprion*. Depuis, Guilding en a fait le genre *Sarcophaga* (2); Westwood, celui de *Sarcopsylla* (3), et M. Guérin-Méneville, celui de *Dermatophilus* (4). Nous conserverons celui de *Rhynchoprion* (nez-en-scie), à l'exemple de M. le professeur Karsten (5), autant parce qu'il est le plns ancien que parce qu'il est fondé sur l'organisation de l'insecte, tandis que les autres ne le sont que sur des circonstances seulement accessoires (6).

On a voulu établir deux sortes ou espèces de Chique. D'abord, ce sont les savants qui, sur la fin de la première moitié du siècle dernier, parcouraient l'Amérique méridionale sous le haut patronage du roi d'Espagne, Charles III, puis un jeune voyageur français, Justin Goudot, qui explorait la Nouvelle-Grenade, il y a quelque peu plus d'une quarantaine d'années. Nous ne savons sur quels caractères le dernier fondait sa distinction, car tout ce que nous en savons se borne à ces paroles de M. Hippolyte Lucas : « Ulloa, Joseph de Jussieu et M. Goudot en

(1) Ainsi décrit par lui : « *Habitat America, pedes obambulantium « intrans sanguinem hauriens, in iis ova deponens, ulcera ca- « coethica causans.* »

(2) Mais l'insecte ne mange pas la chair ; il ne s'attaque même pas au derme ; seulement il s'y accole et s'y loge.

(3) L'insecte suce le sang, non la chair.

(4) L'insecte, én effet, aime ou recherche la peau ; il la recherche pour s'y loger et s'y nourrir pendant tout le temps de sa gestation.

(5) Ce nom n'en est pas moins un peu vague, bien d'autres insectes offrant plus ou moins le même caractère.

(6) Sous ce point de vue, le nom de *Dermatophilus*, imposé par M. Guérin-Méneville, serait, sans contredit, le mieux approprié à la nature de l'insecte.

admettent deux espèces. » (*Dictionnaire d'histoire naturelle* dirigé par M. Charles d'Orbigny, article *Puce.*) Quant aux caractères sur lesquels les savants précités fondaient les leurs, il suffira de les exposer pour en faire justice.

« On la distingue en deux espèces (*la Nigua*), dit l'auteur
« de la *relation du Voyage;* l'une est venimeuse, et l'autre
« ne l'est pas. Celle-ci ressemble parfaitement aux puces
« quant à la couleur : elle rend blanche la membrane où
« elle dépose ses œufs, qui sont de la même couleur que
« les lentes. L'autre espèce est jaunâtre, et le nid qu'elle
« se fait est un peu foncé en couleur, couleur approchant
« de celle de la cendre.

« Cette espèce produit un effet extraordinaire; car, se
« logeant à l'extrémité des orteils, elle cause une inflam-
« mation aux aines du même côté. » (*Voyage historique de l'Amérique méridionale,* fait par ordre du roi d'Espagne, etc., par don Juan et don Antonio de Ulloa; Paris, 1752.) Nous verrons, en son lieu, dans quelles circonstances il se forme des engorgements glandulaires, par suite de la présence d'une Chique.

On lit encore, dans la même relation, que le botaniste de Jussieu, qui faisait partie des savants voyageurs (1), fut le premier à distinguer les deux espèces de Chique, après avoir eu à souffrir lui-même, et *plusieurs fois, de ces sortes d'accidents.*

Sans doute, nous pourrions nous dispenser de faire re-marquer que les deux espèces de Chique dont il est ques-tion seraient des espèces humaines, c'est-à-dire s'obser-vant toutes deux sur l'homme. En effet, comme la Puce des animaux diffère de celle de l'homme, et que les différents animaux attaqués par la Puce ont même, chacun, leur Puce particulière, propre, on serait tout naturellement

(1) Joseph de Jussieu, docteur régent de la faculté de médecine de Paris, frère cadet des deux académiciens du même nom et académi-cien lui-même. « Il fut élu, en 1743, dit Lacondamine, pendant le « cours de son voyage, comme botaniste de l'expédition. »

conduit à admettre qu'il en est de même de la Chique,
c'est-à-dire que les différents animaux sur lesquels on
l'observe ont également leur Chique particulière, leur
Chique propre. Toutefois, il est un fait, et un fait incon-
testable, qui ne paraît pas favorable à cette opinion, c'est
l'extrême multiplication de l'insecte sur l'homme partout
où des animaux domestiques et autres se trouvent réunis
en grand nombre. « Les endroits où l'on garde des brebis,
« des mulets et des chevaux, même en plein air, en four-
« millent, » dit M. Hippolyte Lucas, *article cité*. Cette
observation, faite, en général, pour les animaux attaqués
par la Chique, a été renouvelée au Mexique dans ces derniers temps, en 1863, pour le porc ou cochon en particulier. Je laisse parler l'observateur, M. le docteur Vizy,
jeune médecin de notre armée expéditionnaire au Mexique.

« Les hommes atteints par la Chique, dit M. Vizy, lo-
« geaient exclusivement dans des huttes indiennes; elles
« ne présentèrent pas toutes cet inconvénient, mais il a
« été constaté que, partout où ces hommes ont été infec-
« tés, il y avait eu des porcs habitant, pêle-mêle, avec les
« indigènes.

« Dans les maisons d'Orizaba (1), comme dans les cou-
« vents qui servent de casernes, nulle trace de Chique,
« tandis que les soldats mexicains logeant à l'extrémité
« de la ville, dans des rez-de-chaussée avec jardins, où
« vivent de nombreux porcs, ont les pieds criblés de
« Chiques.

« A Ingenio, une compagnie de zouaves logeant dans
« des hangars qui, il n'y avait pas longtemps, avaient
« servi d'abri à des porcs, a fourni jusqu'à vingt hommes
« à la fois ayant, chacun, une ou plusieurs Chiques.

« Cette coïncidence du séjour des porcs et de l'exis-
« tence des Chiques, je l'ai remarquée partout où j'ai eu
« à traiter des soldats infectés par ces insectes, non moins

(1) Altitude, selon de Saussure : 1,230 mètres.

« dans les terres chaudes que dans les terres tempérées. »
(*Note sur la Chique au Mexique*, etc., dans l'ouvrage cité,
à la fin.)

De son côté, le célèbre botaniste de Munich, M. de Martius, dans sa correspondance particulière, nous signalait, il n'y a pas longtemps (mars 1863), l'extrême multiplication de la Chique dans les mines du Brésil, où on élève beaucoup de porcs, et parmi lesquelles nous nommerons seulement, d'après notre illustre correspondant, celles de *Baependy* et de *Formigas*.

Sans doute, les observations que nous venons de rapporter, sembleraient suffire pour établir l'identité des Chiques observées sur les animaux avec celle qu'on observe sur l'homme : une étude comparative des insectes provenant de ces différentes origines, n'en reste pas moins à désirer. En attendant, pareille étude, déjà faite par Pohl et Kollar, de la Chique du nègre et de celle du chien, serait très-favorable à cette identité. Il en résulte, en effet, que la Chique du nègre ne différerait de celle du chien que par une teinte plus ou moins foncée. Or, cette teinte est sans doute due à celle du tissu coloré ou *pigmentum* avec lequel l'insecte se trouve dans le contact le plus immédiat; car il ne faut pas perdre de vue qu'il s'agit ici, non de l'insecte à l'état de liberté, mais de l'insecte dans son état parasitaire, c'est-à-dire après qu'il a plus ou moins séjourné sur l'homme, ou sur des animaux. C'est sur la Chique dans ce même état parasitaire que porte, au Brésil, la distinction faite entre la Chique de l'homme, qu'on y appelle *Bicho dos pes* ou *de pe* (*pé*), et celle du chien, qu'on y appelle *Bicho de cachorro* (chien), Chique ou *Nigua* de chien, distinction qui indique seulement une différence d'origine, non une différence de nature, comme on pourrait le croire.

Une considération bien propre à étayer l'identité de la Chique de l'homme avec celle des animaux, c'est qu'il est extrêmement rare que les œufs de la Chique mûrissent

8

sur l'homme, de telle sorte que l'espèce courrait grand risque de disparaître, — ce qui ne serait pas un grand mal, — si elle n'avait, pour se perpétuer, la ressource des animaux. De là, sans doute, l'opinion ayant cours à la Nouvelle-Grenade, et rapportée par le voyageur Goudot, déjà cité, à savoir que le cochon est le propagateur de la Chique. Mais, rappelons, sur ce point, toutes les paroles du voyageur. « Le *Pulex penetrans*, dit Justin Goudot, se « trouve parfois entre les doigts des chiens, mais surtout « à la partie inférieure des pieds des cochons, animaux « qui sont, pour cela, regardés comme les propagateurs « de l'espèce (1). » (*Annales des sciences naturelles*, 3ᵉ série, p. 224 ; année 1845.)

Toujours est-il que, de tous les mammifères, le cochon est le plus infesté par la Chique, car c'est un point sur lequel tous les voyageurs sont d'accord.

« Parmi les animaux qui sont le plus tourmentés par « la *Nigua*, dit Ulloa, est le *Cerdo* (porc ou cochon); il « suffit d'en examiner les jambes, lorsqu'il a été tué, pour « se faire une idée des nombreuses *Niguas* dont il peut « être infesté. » (*Op. cit.*)

D'Orbigny, qui avait déjà dit que « les Chiques pour- « suivent avec acharnement les chiens et les cochons, » dit encore, parlant des derniers : « ils en sont infestés, « non-seulement aux pieds, mais encore sur toutes les « parties du corps, et les truies en ont jusque sur leurs « mamelles. » (*Voyage dans l'Amérique méridionale*, etc., t. Iᵉʳ, p. 208.)

« Les porcs surtout, dit M. Burmeister (2), en sont ac-

---

(1) Dans la république de Guatemala, le rat et la souris sont considérés comme étant aussi des propagateurs de l'insecte. C'est ce que nous tenons d'un voyageur pour le muséum d'histoire naturelle, M. Bocourt, qui, dans le voyage qu'il vient d'accomplir (1867), a trouvé l'insecte très-multiplié à Saint-Augustin, population au pied du volcan d'Attetlan.

(2) Aujourd'hui directeur du muséum d'histoire naturelle de Buénos-Ayres, dans la Confédération argentine.

« cablés ; on n'en rencontre pas un dans l'intérieur du
« Brésil qui n'en soit couvert sur les orteils et sur le
« rebord des parties génitales. » (*Reise nach Brasilien*,
p. 284 ; 1853.)

Nous pourrions ajouter à ces citations, mais ce serait
un hors-d'œuvre dont nous nous abstenons.

OBSERVATIONS PARTICULIÈRES.

Nous devons au professeur Otho Heurnius, de Leyde,
qui vivait au milieu du xvii° siècle (mort en 1652), la première observation particulière que nous possédions
sur la Chique, et que nous avons rappelée à l'article
des accidents qu'elle produit. Depuis, au commencement du siècle suivant, l'Anglais Sloane est entré dans
quelques détails sur une Chique dont il a été atteint lui-
même, et sur une autre qu'il a observée sur une dame de
sa connaissance (*Op. cit.*, t. I, p. 124-125 de l'INTRODUC-
TION), mais ces détails sont si brefs, qu'on ne saurait
donner, ni à l'un ni à l'autre cas qu'il rapporte, le nom
de ce que nous entendons aujourd'hui par *Observation
particulière*.

Restent deux observations de Léon Labat, que nous
donnons parmi les nôtres (*Observations* IX et X), ainsi
qu'une Observation de M. Laboulbène, ce qui porte à
quinze le nombre des *Observations* que nous allons exposer. Sur ces quinze *Observations*, il en est deux où le
mal s'est terminé par la mort, chez l'un après la gangrène
du membre malade, et, chez l'autre, après l'explosion
du tétanos.

PREMIÈRE OBSERVATION.

*Chique sur l'auteur, sa mort sans cause connue, et son
décollement du derme à sec, compris dans une lamelle
d'épiderme.*

Mars 1822. — Nous étions à la mer, à bord de la frégate *la*

Duchesse de Berry (1), au retour d'une expédition militaire partie de la Martinique et de la Guadeloupe. Le 25, j'éprouve tout à coup, à la plante du pied gauche, une démangeaison très-légère et qui s'augmentait en la satisfaisant. Mon attention en est bientôt distraite par mes occupations accoutumées, mais la démangeaison, qui me semblait avoir disparu, reparaît le soir ; elle se continue et s'aggrave la nuit suivante. Le lendemain, 26, à l'examen de la partie qui en était le siége, j'aperçois un tout petit point noir entouré d'une auréole d'un rouge bleuâtre, d'une ligne et demie de diamètre environ. Le point noir était une Chique que j'avais contractée la veille, à l'Aguadilla, tout petit port de Porto-Rico, où j'étais débarqué avec des officiers dont quelques-uns, de leur côté, comme nous le verrons plus loin, y avaient aussi contracté des Chiques.

Le point noir dont je viens de parler formait, au centre de l'auréole sus-mentionnée, une saillie ou nodosité que le doigt rencontrait en effleurant la partie qui en était le siége, et où existaient à la fois de la chaleur et un léger battement. Parfois la démangeaison cessait tout à fait, mais elle reparaissait presque aussitôt, pour s'augmenter de plus en plus dès que je portais le doigt sur le point qui en était le siége.

Le 27, le point noir a disparu ; il est remplacé par un globule blanc qu'entourait une auréole d'un rouge bleuâtre moins foncé que la veille. La partie ne me fait aucun mal ; je n'y éprouve même pas de démangeaison.

28. Le globule blanc s'est accru dans toutes ses dimensions ; il forme une assez forte saillie sur la peau, et la coloration qui l'entourait a disparu. Il n'y survient de la

(1) La *Duchesse de Berry*, le vaisseau *le Jean-Bart* et la gabare *le Tarn* composaient une escadre commandée par l'amiral baron Jacob : elle était partie de la Martinique et de la Guadeloupe, pour aller s'emparer de la presqu'île de Samana (Saint-Domingue), au nom du roi d'Espagne.

démangeaison que lorsque je commence à gratter dans son pourtour.

29. L'accroissement du corps étranger se continue dans tous les sens, par suite du grossissement des œufs, qui dilatent d'autant l'abdomen de l'insecte.

30, *au soir*. Depuis le matin, toute démangeaison a cessé, et je constate que le corps étranger, de résistant qu'il était, est devenu mollasse, signe de sa mort. Cependant, désirant conserver l'insecte quelques jours, je n'avais rien négligé pour obtenir ce résultat. Ainsi, je ne touchais pas à la partie où il siégeait, et je m'abstenais même de marcher, pour éviter tout choc et toute compression qui eussent pu porter atteinte à son existence. Maintenant, la masse qu'il forme, par son développement abdominal, est entourée d'un rouge brunâtre clair, indice du décollement qui s'en opérait dans le pourtour, entre le derme et l'épiderme.

31. La partie est affaissée; un suintement s'est fait au point d'entrée de l'insecte, que je reconnais à peu de profondeur du même point. Le suintement provenait, bien entendu, de la sérosité de son abdomen.

Plus aucune démangeaison dans la partie, ni aucune autre sensation désagréable.

1ᵉʳ *avril*. Une matière, à la fois visqueuse et sanguinolente, recouvre, sous forme de croûte molle, la plaie et ses environs ; je les en débarrasse, mais ils sont bientôt recouverts d'un produit semblable.

La nuit suivante, ayant comprimé la tumeur, pour apaiser un peu de démangeaison que j'y ressentais, j'en fais sortir une sérosité gluante et noirâtre, cause de la démangeaison, qui cessa aussitôt.

Le 2, *au soir*, la tumeur m'incommode un peu ; j'y éprouve, en marchant, de la sensibilité et de la chaleur. Dans la journée, il est vrai, je l'avais comprimée comme la nuit précédente ; il en était également sorti, de cette manière, une sérosité gluante et noirâtre. La rougeur qui existait dans les environs, les premiers jours, a tout à fait disparu. La nuit suivante, assez forte démangeaison dans les mêmes parties ; elle est due à la présence du corps étranger, mais non plus ici comme corps étranger vivant.

Le 3, au matin, la tumeur est plus grosse, avec rénitence, mais sans inflammation.

Le 4, au matin, tumeur dure, indolente, sans rougeur ni démangeaison dans le pourtour ; le centre en est très-noir, ce qui est dû à du sang coagulé. Le reste de la journée se passe sans aucune sensation incommode.

Le 6, nous étions parvenus au terme de notre navigation, Fort-de-France (Martinique), où nous débarquons. La tumeur était dure, assez élevée au-dessus du niveau de la peau, et me gênait dans la progression. A partir du même jour, le 6, elle s'affaisse journellement, de telle sorte qu'elle n'atteignait bientôt plus le niveau de la peau. C'était alors une masse déprimée, noirâtre, tout à fait noire à sa partie centrale, et qui ne m'incommodait nullement.

Le 16, cette masse a acquis de la dureté ; elle tend de plus en plus à se retirer sur elle-même, tout en s'aplatissant, et de manière à se trouver bien au-dessous du niveau de la peau. Elle est devenue toute noire, et ce n'est plus qu'une sorte de durillon épidermique qui, plus tard, se détacherait du derme, en même temps que l'épiderme avec lequel il fait corps.

Le 22, j'enlève, avec la plus grande facilité, le corps étranger ; il est tout noir, aplati, racorni. A sa face interne ou dermique se voit l'insecte mort ; à sa face externe ou épidermique, et au centre, est une ouverture obstruée par deux pellicules, savoir : une pellicule très-rouge, l'inférieure, et l'autre, la supérieure ou l'externe, de nature épidermique, qui s'est brisée comme j'enlevais la masse étrangère, de la surface du derme.

A la date du 25, c'est-à-dire un mois après la pénétration de l'insecte dans les parties, la loge qu'elle y avait occupée n'était pas encore entièrement effacée.

DEUXIÈME OBSERVATION.

Chique sur un commissaire de marine, son extraction manquée, séjour de ses restes dans les parties.

Mars 1822.—Le 31 mars, le commissaire de la frégate *la Duchesse de Berry*,—sur laquelle nous nous trouvions aussi, comme on l'a vu, —s'aperçoit qu'il porte une Chique sur le trajet du tendon d'Achille ; elle était même déjà assez développée, bien que, jusqu'alors, il n'en eût encore éprouvé ni douleur ni démangeaison, mais il ne veut pas moins s'en débarrasser de suite. Un ami se présente pour lui rendre ce service, — car nos marins, comme nos soldats, sont exercés à l'extraction de la Chique. Malheureusement, l'opérateur avait à peine commencé à isoler l'insecte, qu'il le blesse en lui ouvrant l'abdomen, de sorte que tous les œufs en sortent aussitôt, comme cela arrive toujours en pareil cas. Ces œufs, encore contenus dans leurs tubes ovigères, s'offraient sous l'aspect d'un filament noueux ; ils en formaient les nodosités.

Un travail inflammatoire devait nécessairement suivre l'opération manquée, et c'est ce qui advint. Il eut pour résultat, après un temps assez long, la sortie du parasite et de son disque placentaire.

L'insecte avait été contracté à l'Aguadilla, où le commissaire était descendu plusieurs fois, du 22 au 25 du même mois.

TROISIÈME OBSERVATION.

Chique sur un capitaine d'infanterie, blessure du derme par l'instrument employé pour son extraction, accidents inflammatoires sérieux.

Avril 1822.—Le 4 avril, à bord du *Tarn*(1), le capitaine

(1) Le *Tarn*, gabare, faisait partie de l'escadre précitée.

Claude, du 1er bataillon de la Martinique, s'aperçoit qu'il a contracté une Chique pendant notre commun séjour à l'Aguadilla ; elle était placée sous la plante du pied gauche, à un pouce en deçà de l'origine des orteils. Un officier de ses camarades entreprend de la lui extraire avec la pointe d'un canif ; il y parvient, mais après avoir blessé le derme avec l'instrument dont il s'était servi pour l'opération. Des accidents inflammatoires sont la suite de cette blessure ; ils deviennent assez sérieux par la fièvre intense qui les accompagnait. Je ne vois le malade qu'après son débarquement à Fort-de-France, le 8, à midi.

Alors, le pied était prodigieusement tuméfié à sa partie antérieure, y compris la totalité des orteils. La veille, de fortes ampoules existant sur la plante du pied, se prolongeaient sur toute sa partie supérieure ; elles s'étaient ouvertes, et l'épiderme qui les formait, alors tout lacéré, n'en est pas encore détaché. Le gonflement et la douleur étaient moindres que la veille. La plaie est large, profonde, enflammée. Je fais envelopper tout le pied dans un cataplasme émollient.

Les accidents se continuèrent encore quelque temps, mais en s'amoindrissant chaque jour davantage, à l'aide d'une suppuration bien établie, et la plaie était fermée dans les derniers jours du mois suivant.

QUATRIÈME OBSERVATION.

Nombreuses Chiques sur un jeune nègre, avec engorgement des glandes fémorales des deux membres, tension et sensibilité de leurs lymphatiques.

Novembre 1823.—Le 18 novembre, dans la soirée, au fort Bourbon, où j'étais en garnison, le jeune nègre Edouard, de 14 à 15 ans, m'est amené par son maître, M. Gibou, capitaine de sapeurs, réclamant mes conseils.

Edouard ne savait trop ce qu'il avait, mais il avait de

la fièvre, et il pleurait. Il n'était arrivé chez moi qu'en marchant avec une difficulté extrême.

Au-dessous du pli de l'aine gauche était un paquet glandulaire, à la fois gros et très-douloureux ; la peau en était dure et tendue. A l'aine du côté droit était un autre paquet glandulaire, moins gros et moins douloureux que celui du côté gauche. Ces engorgements suffisaient, de reste, pour expliquer l'extrême difficulté de la marche. Je ne n'en demandai pas moins au malade s'il ne souffrait pas aux pieds, ce à quoi il me répondit négativement. Alors, je ne me préoccupais plus que des engorgements glandulaires.

Le surlendemain, 20, au matin, le maître d'Edouard finit par s'apercevoir que son jeune nègre porte aux deux pieds, surtout au pied gauche, de nombreuses Chiques ; il ne s'était jamais plaint, et il ne s'en plaignait même pas encore, si ce n'est faiblement. On appelle une négresse pour lui en faire l'extraction, extraction à laquelle elle procède, et qui est bientôt faite.

26, *au soir.* L'engorgement glandulaire du côté gauche s'est accru, malgré l'extraction des insectes, et le tissu cellulaire y participe dans une grande étendue.

28, *au matin.* Pas de fièvre, moins de malaise. Les plaies laissées par les Chiques, suppurent beaucoup. Les glandes fémorales, surtout celles du côté gauche, sont encore engorgées, avec fort empâtement des parties environnantes.

Le 29, même état que la veille. Le malade se promène près de l'habitation de son maître.

30, *au matin.* On découvre, au pied gauche, une nouvelle Chique ; on l'enlève de suite, et le malade me vient voir vers midi. Plusieurs loges de Chique rendent une sérosité abondante, et j'en compte huit couvertes de croûtes. Quelques autres présentent, à leur point central, constitué par l'ouverture pratiquée pour l'extraction des insectes, un godet membraneux surmonté d'une croûte jaune. Ce godet n'est autre que le disque placentaire détaché du derme, et qui se porte au dehors (1).

L'engorgement glandulaire du côté gauche est encore volumineux. Les environs, dans une étendue assez considérable, offrent un empâtement qui fait craindre la formation d'une collection purulente. Il n'existe plus, dans l'aine droite, qu'une seule glande engorgée; elle roule sous le doigt.

2 *décembre.* Les plaies provenant des Chiques suppurent toujours un peu, et l'engorgement glandulaire gauche est encore dur. Du reste, le malade mange et boit bien; il vaque à toutes ses occupations habituelles. Mais, quelques jours après, il quitte le fort Bourbon avec son maître, pour aller habiter ensemble Fort-de-France, et là, presque aussitôt son arrivée, de nouvelles Chiques viennent encore l'attaquer. Les deux pieds en sont envahis en même temps. Cette fois, une collection purulente se forme sur l'un des deux et s'accroît rapidement. On en fait l'ouverture en temps opportun, mais sa cicatrisation ne s'en fait pas moins attendre jusque dans la première quinzaine du mois suivant.

CINQUIÈME OBSERVATION.

Deux Chiques sur un militaire, dont une avec engorgement des glandes fémorales du même côté, sensibilité des lymphatiques correspondants.

Novembre 1822. — Le 24 novembre, dans l'après-midi, au fort Bourbon (Martinique), le grenadier Glémot, du 1er bataillon de la Martinique, arrive chez moi, porté par plusieurs de ses camarades, ne pouvant plus marcher. Il m'apprend que, comme il se rendait du fort Bourbon à Fort-de-France, pour assister à un *Te Deum,* le pied droit lui était enflé presque tout à coup, au point de l'obliger à s'arrêter et à couper de suite son soulier; qu'alors il avait

(1) Voir ce qui en a été dit en son lieu.

reconnu, à l'extrémité du dernier orteil, qu'elle couronnait, pour ainsi dire, une tumeur qu'il avait immédiatement percée avec un canif, et qu'il en était ainsi sorti une sérosité purulente assez abondante. Il va sans dire que cette tumeur n'était autre qu'une Chique déjà parvenue à un grand développement, à en juger seulement par les accidents produits.

Les glandes fémorales du côté droit étaient très-engorgées, avec sensibilité des vaisseaux lymphatiques qui s'y rendaient de la partie malade. Glémot en souffrit beaucoup la nuit suivante, pendant laquelle tout son corps se couvrit de petits boutons rouges excitant de la démangeaison.

25, *au matin*. L'épiderme de toute l'extrémité de l'orteil, y compris l'ongle lui-même, s'était complétement séparé du derme, sous forme d'un doigt de gant. Cette séparation était le fait de l'accumulation d'une sérosité abondante entre le derme et l'épiderme, suite de l'irritation produite par le corps étranger sur le premier. Celui-ci, alors dépouillé de son épiderme, présente une surface sèche, d'un rouge brunâtre ; au centre était l'insecte très-développé, et dont l'existence, par conséquent, remontait déjà à un certain nombre de jours.

Le malade, pourtant, n'avait commencé à en être incommodé que dans la soirée du 23, incommodité traduite seulement par de la' démangeaison. Je le détache avec la plus grande facilité, à l'aide d'une spatule, de la surface à laquelle il adhérait. Celle-ci, formée par le derme lui-même, est la cavité où se trouvait l'insecte ; celle qu'entretient un cautère pourrait en donner une idée. Elle était tapissée, dans toute son étendue, par une membrane organisée en un réseau constitué par des filaments blanchâtres et entre-croisés. Cette membrane est laissée dans la cavité, avec bon nombre d'œufs échappés de la poche ou abdomen de l'insecte, au moment de son extraction. Ces œufs sont assez gros et voisins, par conséquent, de leur maturité. Un peu de charpie râpée est mis sur le tout. J'ouvre en même temps, pour donner issue à la sérosité qu'elle contient, une ampoule ou phlyctène formée sur le côté interne de l'orteil.

J'aperçois alors, sur le côté externe de l'orteil voisin, une autre Chique ; elle s'était accidentellement ouverte, peut-être par la pression de la chaussure, et donnait issue à des œufs moins développés que ceux dont nous venons de parler. J'en fais sortir de nouveaux par la pression avec le doigt, mais sans toucher à l'insecte lui-même, que je laisse ainsi dans la plaie, avec d'autres œufs. La plaie est ensuite garnie d'un peu de charpie râpée.

26, *au matin*. L'engorgement glandulaire persiste. La cavité qu'occupait le parasite est moins profonde, les œufs qu'on y a laissés, y sont encore et dans le même état. Même pansement que la veille.

La cavité ou loge de l'autre Chique incommode le malade ; il s'y était formé une croûte que je coupe transversalement, ce qui donne issue à une sanie noirâtre, avec quelques œufs nouveaux.

La plaie, comme la veille, est garnie d'un peu de charpie râpée.

30, *au matin*. La cavité ou loge qui était occupée par le parasite, est presque entièrement effacée. La membrane qui la tapissait (notre *tissu placentaire*) tend à s'en détacher; elle a changé de forme en se retirant sur elle-même, en largeur et en épaisseur. Sa forme, maintenant, est celle d'un godet dont l'ouverture est au niveau de la peau ou à peu près ; elle est close par une croûte jaunâtre, fournie par la cavité.

L'ouverture, au point d'entrée de l'autre Chique, est également close, mais celle-ci par une croûte noire, comme carbonisée. C'est du sang coagulé fourni par la cavité, et dans lequel se trouve compris l'insecte dont les œufs sont sortis seuls, soit à l'état libre, soit encore contenus dans leurs conduits ovigères.

L'éruption de petits boutons rouges, dont nous avons parlé, — éruption symptomatique de l'affection locale, — est éteinte ; elle était survenue , comme nous l'avons déjà dit, dans la nuit qui suivit l'ouverture du petit foyer occupant l'extrémité de l'orteil. La démangeaison qu'elle occasionnait était si vive, que les parties où elle siégeait étaient tout écorchées, suite du grattement exercé par le malade pour la satisfaire. Le pied est encore très-tuméfié, mais il ne reste plus de trace de l'engorgement glandulaire.

SIXIÈME OBSERVATION.

Chique sur un autre militaire, avec engorgement glandulaire du côté malade.

Novembre 1823. — Dans les derniers jours de novembre, un militaire du 1er bataillon de la Martinique, se présente chez moi, atteint d'une Chique au côté interne de l'ongle du petit orteil. C'était celui du pied gauche, lequel était très-enflé. Tout l'orteil, depuis plusieurs jours , était le siége de démangeaisons qui s'exaspéraient la nuit. Le malade portait en même temps, au-dessous du pli de l'aine correspondant à l'orteil malade, une glande de forme oblongue et fort dure.

La tumeur parasitaire avait été plus grosse et plus dure qu'elle n'était; il suintait, de son ouverture d'entrée, de la sérosité, signal de la rupture de l'abdomen. Celui-ci contenait encore de la sérosité, avec tous ses œufs, à l'extraction que je fais de suite, du parasite tout entier.

30, *au matin.* La cavité ou loge qu'occupait la Chique ou tumeur tend à disparaître ; l'engorgement de la glande a diminué, mais le pied est encore très-enflé, et jusque dans sa partie supérieure.

Le 4 décembre, la loge parasitaire suinte toujours. Je m'aperçois alors que le tissu placentaire, que je croyais

avoir suivi la tumeur extraite, est resté au fond de la loge
ou cavité dermique; il n'en sortit que plus tard.

A la date du même jour, 4 décembre, un de nos soldats se
présenta chez moi, pour une croûte puriforme qu'il portait
au talon, à l'insertion du tendon d'Achille. Cette croûte se
détacha le lendemain, sous l'action d'un cataplasme émollient; elle obturait une loge ou cavité parasitaire, et avait,
pour centre, le tissu placentaire, qui y était resté après
l'extraction d'une Chique.

SEPTIÈME OBSERVATION.

*Nombreuses Chiques sur trois militaires, engorgement des
glandes fémorales des deux côtés du corps, tension et sensibilité de leurs lymphatiques.*

En l'année 1815, et le même jour, à Saint-Pierre (Martinique), trois militaires du 26ᵉ régiment de ligne,—dont je
faisais partie, — me sont successivement conduits par leurs
caporaux, les pieds des plus maltraités par des Chiques.
Outre les ulcérations produites par ces insectes, il en était
d'autres encore dans les environs, qui résultaient des
égratignures que les malades s'y étaient faites en se grattant, pour apaiser la démangeaison qu'ils en éprouvaient.
Celles-ci, toutes sanglantes, s'étendaient sur toute la surface des pieds, jusqu'aux malléoles. Les glandes fémorales,
des deux côtés, étaient fortement engorgées, avec empâtement profond du tissu cellulaire du voisinage.

Après avoir éprouvé, pendant plusieurs jours, du prurit
aux orteils et sur d'autres points de la plante des pieds, les
malades avaient fini par s'apercevoir qu'il provenait de
petites tumeurs dépassant à peine le niveau de la peau;
mais, comme ils n'en connaissaient pas la nature, n'étant
que depuis peu de temps dans le pays, ils ne s'en préoc-
cupèrent pas du tout. D'un autre côté, ils n'en éprouvaient
qu'une incommodité tolérable. Toutefois, les insectes, s'accroissant ainsi chaque jour, en même temps que les phé-

nomènes morbides qui s'y rattachaient, vint un moment
où les hommes, ne pouvant plus marcher, furent obligés de
rester couchés, et c'est alors seulement qu'ils se déclarèrent malades, car c'étaient d'excellents sujets, qui avaient
très à cœur de faire leur service.

Au milieu du désordre offert par la plante des pieds,
— après avoir été nettoyée des produits morbides qui s'y
trouvaient, — on reconnaissait chaque Chique en particulier, à différents degrés de développement. Les unes, encore
vivantes, contenaient leurs œufs, tandis que les autres,
qui étaient mortes, étaient, pour la plupart, privées des
leurs, soit par suite de la maturité et de l'expulsion naturelle de ceux-ci, soit par suite d'une ouverture fortuite-
ment faite, en quelque point de l'abdomen où ils étaient.
Les cavités ou loges occupées par les dernières fournis-
saient, à savoir : celles-ci une sérosité purulente, celles-là
un pus brun foncé, d'autres du sang.

Les pieds, immergés dans une eau émolliente tiède,
sont ensuite mis dans des cataplasmes, qui sont renouve-
lés une ou deux fois. Après quoi, toutes les Chiques, *sans
exception*, se détachèrent avec leur tissu placentaire, acco-
lées à l'épiderme par leur face postérieure. Il va sans dire
que toute la plante des pieds avait renouvelé son épiderme, et qu'elle avait fait ainsi, comme on dit, *peau
neuve*.

HUITIÈME OBSERVATION.

Suites de Chiques sur des militaires de différents grades.

Mai 1824.— Dans les premiers jours de mai, à la Guadeloupe, le sieur Magné, adjudant sous-officier du 1ᵉʳ bataillon de la Martinique, était entré à l'hôpital de la Basse-
Terre pour un gonflement considérable du pied droit.
C'était la suite de la présence d'une Chique à un orteil de
ce pied. Le gonflement se termina par la formation d'une

colléction purulente à laquelle on donnait issue le 15 du même mois.

A la même date, plusieurs autres militaires, également du bataillon précité, se trouvaient aussi dans le même établissement, pour des accidents inflammatoires plus ou moins graves, et ne reconnaissant pas d'autre cause que des Chiques négligées.

Sur la fin du même mois, trois officiers du même bataillon, MM. Desmortreux, Gouinguenet et de Lincé, étaient, tous trois, retenus à la chambre par des accidents divers, tous produits par des Chiques. A la date du 16, le dernier, M. de Lincé, bien que guéri, depuis quelque temps déjà, de sa Chique, — laquelle s'était fixée à un orteil, — avait tout le dos du pied enduré et d'une rougeur chronique. Là s'était formé, par extension des accidents primitifs, un foyer purulent qu'on avait ouvert ; il en était sorti un pus abondant, et qui n'était pas encore tari. La guérison du malade se fit attendre assez longtemps.

NEUVIÈME OBSERVATION.

*Chique sur un nègre, formation d'un abcès au talon,
convulsions du membre.*

« En 1818, me trouvant à la Martinique, dit le docteur
« Léon Labat, chez M. Baudin, riche propriétaire de cette
« île, j'eus occasion d'observer, sur un de ses esclaves,
« malade de la Chique, combien étaient violentes les con-
« vulsions du membre affecté. Elles étaient si fortes et si
« douloureuses (1), que, ne pouvant y remédier par aucun
« autre moyen, je me hâtai de fendre crucialement l'abcès,
« qui était situé au talon droit (2). Je lavai la plaie avec

(1) L'auteur est le seul, je crois, qui parle de *convulsions* offertes par un membre chiqué, mais peut-être faudrait-il voir, dans les *convulsions* dont il parle, un commencement de tétanos.

(2) Pourquoi cette double incision ? en tout état de choses, une seule pouvait suffire.

« de l'eau tiède, je pratiquai une large saignée, et j'or-
« donnai un bain tiède de longue durée.

« L'emploi de ces moyens produisit un si heureux effet,
« que les douleurs et tous les autres symptômes graves
« cessèrent à l'instant. Le malade, mis dans un bain, s'y
« endormit, et ne s'éveilla que longtemps après qu'on
« l'eut remis dans son lit. Des injections huileuses et
« camphrées, des cataplasmes émollients, etc., qui furent
« employés après, complétèrent la guérison. »

(Observation extraite du *Mémoire*, précité, du docteur
Léon Labat.)

DIXIÈME OBSERVATION.

Chique sur un officier de marine, gangrène du membre,
avec foyer purulent, mort de l'officier.

« Le brick *l'Emilie* opérait son retour en France, ve-
« nant de la Martinique. Deux jours après son départ
« de cette île, l'officier qui le commandait s'aperçoit
« qu'une Chique s'est introduite dans son pied.

« Aucun traitement rationnel ne put lui être fait, le
« chirurgien du bord, avec la plus grande partie de
« l'équipage, ayant été moissonné par la fièvre jaune.

« L'officier ignorait le danger attaché au séjour du pa-
« rasite dans nos parties; il le laissa donc croître et se déve-
« lopper. Seulement, il se faisait, sur la partie malade, des
« lotions avec une forte décoction de tabac, mais leur
« action ne pouvait s'étendre jusqu'au parasite, déjà pro-
« fondément situé, et par le chemin tortueux qu'il s'était
« frayé (1), de telle sorte que le mal fit de rapides pro-
« grès..... De très-vives douleurs engagèrent le malade à

(1) Faisons remarquer encore une fois, puisque nous en trouvons
l'occasion, que jamais l'insecte ne s'avance au delà du derme, et que
l'inflammation dont il est ici question est une inflammation par extension de tissu. Cette remarque n'est point la seule que nous au-
rions pu faire sur les deux observations du docteur Labat.

« suspendre les lotions dont nous venons de parler. On
« y substitua un cataplasme de farine de graine de lin,
« bouillie dans une forte décoction de tête de pavots,
« mais qui ne pouvait que calmer momentanément les dou-
« leurs..... Un abcès, compliqué de gangrène, ne tarda
« pas à se former ; le pus en fusa dans toutes les direc-
« tions. Le désordre, d'abord fixé à la jambe, dépassa
« bientôt le genou, en s'accompagnant de graves symp-
« tômes du côté de l'encéphale et des voies digestives. La
« gangrène continua à faire des progrès, et, quoique le
« navire fût alors par le travers du banc de Terre-Neuve,
« où le froid se faisait déjà vivement sentir, le malade
« succomba. »

(Observation extraite du *Mémoire*, précité, du docteur
Léon Labat.)

ONZIÈME OBSERVATION.

*Chiques nombreuses à la plante des pieds, traitées par le
corossol (1).*

Année 1820. — Dans le cours de cette année 1820, était,
à Fort-de-France (Martinique), une jeune mulâtresse de
14 à 15 ans, dont les pieds avaient été entièrement envahis par des Chiques. Les enlever une à une, à la manière
ordinaire, eût été une opération longue, douloureuse et
peut-être pas sans danger, ainsi qu'il résulte de ce qui a
été dit précédemment. On eut alors recours à un moyen
dont on avait déjà reconnu l'efficacité dans la famille à laquelle appartenait la jeune fille (2). Ce moyen consistait dans
l'introduction de la partie malade dans un fruit de corossolier; elle devait y rester pendant vingt-quatre heures.
Les pieds de la jeune fille furent donc introduits, chacun

(1) C'est le fruit du corossolier (*Anona muricata*), fruit volumineux et recherché pour sa pulpe blanche, mucilagineuse et sucrée, pulpe qui agit sur la peau à l'instar d'un cataplasme émollient.
(2) Famille depuis retirée à Paris, où elle est encore aujourd'hui.

séparément, dans un corossol choisi parmi les plus gros,
puis maintenus ainsi à l'aide d'un mouchoir enveloppant le
fruit et assujetti par quelques tours de bande. La malade,
d'abord, avait été mise au lit. C'était dans la matinée. Le
fruit fut renouvelé le soir, mais déjà, et depuis plusieurs heures, toute douleur avait cessé. Cet état avait été
précédé d'un surcroît de démangeaison ou, pour mieux
dire, d'irritation dû, on peut le supposer du moins, à
l'agitation des insectes dans leurs derniers moments. On
n'en continua pas moins la même médication, la malade
étant maintenue au lit.

Le surlendemain, l'épiderme des parties malades, ramolli par la pulpe des fruits, put en être détaché; il emporta avec lui, renversés sur leur face externe, les insectes
tout entiers, et y adhérant encore par cette dernière partie.
Cette adhérence existait surtout au point de communication
entre le cloaque et les bords de la perforation épidermique.
Au centre de la même face, constituée par l'abdomen du
parasite, plus ou moins développé, se voyaient ses autres
parties, c'est-à-dire la tête, les pattes et le corselet. Les
insectes, entraînés par l'épiderme, dans son décollement
du derme, étaient représentés, sur celui-ci, par les cavités
ou loges qu'ils y occupaient, et qui lui donnaient alors cet
aspect de ruche d'abeilles dont parle Rengger. Ces cavités
ou loges ne s'effacèrent qu'à la longue.

DOUZIÈME OBSERVATION.

*Chiques occupant presque toute la surface du corps, traitées
par le tabac en bain.*

Année 1822. — Dans le cours de cette année 1822, un
nègre, esclave d'une famille de Fort-de-France (Martinique), était tout couvert de Chiques; la figure même
n'en était pas moins maltraitée que les autres parties du
orps. Pour les mêmes raisons, et plus motivées encore

que celles données dans l'observation précédente, on ne pouvait songer à l'extraction partielle des Chiques. L'efficacité du tabac, contre la Chique, est connue depuis un temps immémorial, dans toutes les contrées où elle se trouve, et c'est ce que nous avons déjà vu en son lieu. On en fit une forte décoction, pour laquelle on employa seulement les nervures des feuilles, et on versa cette décoction dans un bain tiède. Le malade y est plongé et frotté, sur toutes les parties du corps, par un de ses camarades. Il éprouva bientôt, sur tout le corps, une irritation des plus vives, mais de courte durée, et dont nous pouvons nous dispenser d'indiquer la cause probable, d'après ce qui a été dit d'un phénomène semblable, dans l'observation précédente.

A sa sortie du bain, où il était resté plus d'une heure, le malade avait cessé de ressentir les irritations particulières, les tourments incessants qu'il éprouvait depuis qu'il avait des Chiques. Quelques jours après, à partir du lendemain, l'épiderme sous lequel étaient les insectes, d'abord celui sous lequel ils étaient le plus développés, commença à se détacher par fragments, amenant avec lui les insectes entiers et renversés sur leur face externe, à l'instar de ce que nous avons déjà vu dans la précédente observation.

La desquamation de l'épiderme du reste du corps, par suite de son ramollissement par le bain, se continua de la même manière, de telle sorte que, au bout d'un temps assez court, l'épiderme du malade se trouva renouvelé tout entier, offrant, sur tous les points qui avaient été occupés par les insectes, des enfoncements sous forme de godets, simulant assez bien, un peu plus tard, des cicatrices de variole : c'était à s'y méprendre.

TREIZIÈME OBSERVATION.

Chique sur l'auteur, traitée par le mercure.

Mars 1823. — Le 12 mars, au matin, à Fort de-France

(Martinique), j'aperçois, à mon avant-dernier orteil du pied gauche, une Chique qui se prolongeait sous l'ongle. Aucune démangeaison ne se faisait sentir ; mais, la veille, j'en avais éprouvé une bien vive sur les parties latérales de l'orteil. C'était le lendemain d'une promenade que j'avais faite sur les bords d'un ruisseau connu sous le nom de *rivière Monsieur*, et dans le cours de laquelle je m'étais trouvé dans des lieux poudreux.

Il était midi lorsque j'applique, sur la tumeur développée par la Chique, un peu d'onguent mercuriel. Le lendemain 13, à la même heure, la tumeur était à la fois plus proéminente et plus dure. Aucun mouvement ne s'y distingue, et je n'en éprouve aucune démangeaison, double circonstance qui semblait témoigner de la mort de l'insecte.

Le 14, à midi, malgré la mort probable du parasite, j'éprouve une démangeaison tellement vive, dans son pourtour, que je suis forcé de procéder à son extraction. Ce n'était plus qu'une masse sans vie, insecte et œufs. Il s'était formé dans son pourtour, entre le derme et l'épiderme, un peu de sérosité blanchâtre, cause évidente de la démangeaison dont je viens de parler.

La plaie, après l'extraction des corps étrangers, rendit quelques gouttes de sang, puis de la sérosité. Le soir, les chairs, qui avaient été déprimées par la Chique, étaient de niveau avec l'épiderme et surmontées d'une pellicule mince, épidermique, non adhérente.

Le 15, les chairs ou, pour mieux dire, le derme, sur le point de la plaie, s'était couvert d'une croûte, d'origine puriforme, que j'enlève, par lamelles, le lendemain ; à la base était un peu de sérosité sanguinolente qui s'échappe. Une nouvelle croûte s'étant formée les jours suivants, je la détache en bloc le 20. Dans cette croûte, comme dans la précédente, étaient sans doute des débris de la membrane ou tissu placentaire. Au-dessous de la première était une cavité lisse et indiquant la place qu'avait occupée l'insecte : au centre était un sillon où l'on aurait pu croire reconnaître son effigie en creux.

QUATORZIÈME OBSERVATION.

Nombreuses Chiques chez un jeune nègre, suivies du tétanos et de la mort.

Septembre 1825.—J'avais, à Fort-de-France (Martinique), un jeune nègre de 14 à 15 ans, né à la côte d'Afrique, et du nom de Henri. Le 7 septembre, vers minuit, je l'entends, de la chambre où il couchait, se plaindre avec des angoisses inexprimables. Je ne l'avais pas vu de la journée. Je cours à lui : il était aux prises avec le tétanos le plus aigu…. Voulant remonter à sa cause, j'interroge l'enfant qui, à raison du serrement des mâchoires, ne peut donner aucun renseignement; je lui examine le corps, et lui trouve la plante des pieds infestée de Chiques, la plupart en suppuration, en même temps que les régions fémorales étaient tuméfiées par des engorgements glandulaires. J'appris alors, par d'autres nègres de la maison, que, le matin, le jeune malade, souffrant beaucoup de ses Chiques, avait été se baigner à la mer, dans l'espoir d'alléger ainsi ses souffrances. L'invasion tétanique avait suivi de près sa rentrée à la maison, dont j'avais été absent toute la journée ; il y succomba le lendemain 8.

Le traitement par le madère, si préconisé par les Anglais contre le tétanos, avait été mis en pratique dans le cas dont il s'agit, mais peut-être pas avec assez d'énergie, ce qui est resté dans mes regrets. Et, en effet, pour que le traitement dont nous parlons atteigne son but, dans les différentes affections où il a été préconisé, il faut qu'il soit porté jusqu'à obtenir une *ivresse ou prostration comlète.* D'un autre côté, on sait combien peu agissent les médications les plus énergiques dans les maladies où le principe de la vie est si profondément atteint que dans le tétanos.

Il est évident que, dans le cas que nous venons de rapporter, la maladie a eu pour point de départ un refroi-
dissement produit par l'exposition des parties enflammées
à l'eau froide de la mer. Toute autre cause de refroidisse-
ment, telle que celle produite par un air froid ou seulement humide, eût pu amener le même résultat, comme il
ressort de l'observation de tous les médecins qui ont
exercé leur art dans les régions tropicales de l'Amérique.

QUINZIÈME OBSERVATION.

Deux Pulex penetrans observés à Paris, en 1867,
par M. LABOULBÈNE.

« M. Ducas, d'une bonne santé habituelle, brun,
« maigre, très-nerveux, âgé de 37 ans, me fit prier de le
« voir, le mercredi 30 janvier 1867, *pour des douleurs*
« *qu'il éprouvait sous le pied gauche.* J'examinai avec soin
« le pied, et je ne trouvai rien d'anormal à première vue,
« soit aux articulations, soit au tégument de la partie su-
« périeure ou dorsale des pieds. Mais, sur la surface plan-
« taire du pied gauche, il existait, au niveau des articula-
« tions métatarso-phalangiennes du quatrième et du cin-
« quième orteil, deux saillies arrondies, l'une plus grande
« que l'autre, et ayant au plus un centimètre de diamètre,
« assez douloureuses à la pression, et n'ayant déterminé
« d'autres changements de coloration à la peau qu'une
« légère rougeur, peu prononcée. Le malade, questionné
« sur le début de l'accident et des saillies douloureuses,
« me répondit qu'ils dataient d'une quinzaine de jours
« environ ; qu'il arrivait de voyage, et qu'il n'avait pas
« trop souffert de la présence des petites tumeurs. Quand
« je lui demandai d'où il arrivait, il m'apprit qu'il avait
« débarqué à Bordeaux, au retour d'un voyage à Fer-

« nambouc, où il avait séjourné (1). Or, cette circon-
« stance éveilla mon attention. J'examinai de nouveau,
« avec grand soin, le pied gauche, et je constatai l'exis-
« tence d'un point brunâtre ou noirâtre, à l'endroit cen-
« tral de la tuméfaction. Il n'y avait point d'ombilic, ni
« de croûte, ni d'épanchement sanguin. N'ayant point de
« loupe ni de verre grossissant, je ne pouvais distinguer,
« à l'œil nu, qu'un point brunâtre ou noirâtre.

« Pressant le malade de questions, j'appris qu'à Fer-
« nambouc, situé non loin de l'Equateur, M. Ducas avait,
« quoique rarement, marché nu-pieds sur le sol, couvert
« d'une simple natte, et que d'autres personnes se plai-
« gnaient de mal aux pieds, surtout les nègres. Cette cir-
« constance me confirma dans l'idée que je m'étais faite
« au sujet des petites tumeurs, et je diagnostiquai la
« *Chique* ou *Puce pénétrante* engagée ou ayant pénétré,
« profondément, dans la peau du pied gauche.

« Remettant au lendemain l'extraction, j'ai prescrit le
« repos et des applications de cataplasmes sur les parties
« gonflées.

« En sortant de chez M. Ducas, j'allai voir M. le doc-
« teur Guyon, qui s'occupe, en ce moment, du *Pulex pe-*
« *netrans,* et qui publie un travail spécial sur ce sujet. Je
« lui annonçai que je le mènerais voir, le lendemain, une
« personne qui portait, au pied gauche, deux Chiques
« qu'elle avait prises à Fernambouc. M. Guyon doutait de
« mon diagnostic; il avait peine à croire à la présence du
« *Pulex penetrans* à Paris.

« 31 *janvier.* — Le lendemain, cependant, accompagné
« de MM. Guyon et Léon Gage, que j'avais également
« prévenu, nous avons, ensemble, examiné le pied de
« M. Ducas. M. Guyon s'informa de la manière dont les

(1) Séjour qui fut d'une quinzaine de jours. Il s'embarqua sur
un paquebot transatlantique du port de Bordeaux, qui partit, pour
ce dernier port, le 10 décembre. Le 26 suivant, le paquebot était
rendu à sa destination.

« choses s'étaient passées, et, à son grand étonnement,
« il confirma mon diagnostic. *J'avais pressenti*, ajouta-
« t-il, *que la vapeur permettrait un jour l'arrivée de la*
« *Chique jusqu'en France.* LA LENTEUR DE LA NAVIGATION *à*
« *la voile rendait cette venue impossible*, et je suis heu-
« reux que vous *m'ayez montré ce premier fait observé par*
« *vous.*

« Après avoir fait faire le dessin du pied, je procédai à
« l'extraction. A l'aide d'une aiguille à cataracte, d'un
« petit bistouri et de fines pinces, j'énucléai les deux
« kystes du *Pulex.* L'opération, faite avec soin et lenteur,
« dura dix minutes pour chaque kyste; il ne s'écoula pas
« de sang; mais à peine un peu de sérosité (1). M. Ducas
« supporta parfaitement l'extraction, qui ne fut pas,
« dit-il, douloureuse. La plaie était profonde et semblable
« à un trou arrondi; elle paraissait s'arrêter contre le
« tissu dermique du pied. Elle m'a paru plus que sous-
« épidermique. Un peu de charpie fut placé dans chaque
« plaie, et maintenu par une bandelette de taffetas d'An-
« gleterre. M. Ducas garda le repos en restant sur un fau-
« teuil, avec la jambe étendue.

« Le 4 février, la profondeur de la plaie avait diminué
« de moitié, et, au lieu d'un centimètre de profondeur,
« elle n'était plus que d'un demi-centimètre.

« Au bout de peu de jours, la plaie fut cicatrisée sans
« aucun accident. Aujourd'hui 15 février, une petite ci-
« catrice, froncée comme l'ouverture d'une bourse à cor-
« dons, indique, seule, les points où se trouvaient les
« kystes parasitiques du *Pulex penetrans.*

(1) Reste de celle qui existait dans le kyste ou l'abdomen, et dont
l'ouverture aura été produite par les grattements exercés, par le
voyageur, pour apaiser la démangeaison dont les petites tumeurs étaient le siége. Comme nous l'avons dit en son lieu, l'ouverture de l'abdomen de l'insecte, pendant la gestation, en détermine
toujours, et à la fois, l'avortement et la mort.

(L'AUTEUR.)

« J'ai examiné les deux kystes après leur extraction.
« L'un des deux était plus ramolli que l'autre, qui était
« résistant et parfaitement intact. Chez tous deux, j'ai
« constaté, à la partie profonde et adhérente au derme,
« l'existence des pièces buccales et des pattes de la Chique
« femelle. De plus, j'ai trouvé, dans l'abdomen des
« deux insectes, des gaînes ovigères et des œufs mûrs,
« en grand nombre. J'ai décrit et dessiné les divers
« organes. »

(*Des animaux nuisibles à l'homme et, en particulier, du*
POLEX PENETRANS (*Chique* ou *Nigua*), par le docteur Louis-
Léon Gage, p. 106-109 ; Paris, 1867.)

A l'observation ci-dessus est jointe une planche représentant le pied du malade qui en fait le sujet, avant
l'extraction de deux insectes dont il était atteint.

Mémoire sur la Puce pénétrante ou *Chique*, par G. BONNET,
médecin de première classe de la marine. Paris, 1867,
avec 2 planches.

Notre travail était terminé lorsque parut celui dont nous
venons de reproduire le titre ; il continue et complète le
nôtre, en comblant une lacune qui s'y trouve, et sur
laquelle nous revenons plus loin.

M. Bonnet fait un court historique de l'insecte, expose
sa synonymie et sa classification (1), puis continue son
travail en le divisant ainsi : *Description anatomique*, —
métamorphoses, — *Mœurs de l'insecte à l'état parfait*, —
Histoire médicale. Viennent ensuite les deux planches représentant les différentes parties décrites par l'auteur.

(1) L'auteur rattache la Chique à l'ordre des *Aphaniptères* de
Kirby, se fondant sur les ailes qui recouvrent les deux derniers anneaux abdominaux.

I. *Description anatomique*, p. 3-35.

Nous nous bornons à en signaler l'ensemble, en appelant plus particulièrement l'attention sur ce qui a trait : 1° à l'*appareil d'innervation*, 2° aux *organes de la respiration et de la circulation*, 3° à l'*ovaire*, 4° enfin à la *copulation*.

Un mot seulement, mais assez important, sur les ailes et sur les pattes de l'insecte.

« 1° A la face postérieure du métasternum, dit M. Bon-
« net, sont insérées des ailes membraneuses très-fines…
« Elles sont, en apparence, au nombre de quatre, deux
« de chaque côté, dont une externe et grande, et l'autre
« interne et petite (p. 12). »

Ces deux ailes, de M. Bonnet, représentent les deux organes désignés, par M. Karsten, le premier sous le nom d'*écusson* en forme d'*aile*, le second, sous celui de surface ou *partie couverte par l'aile*. Nous renvoyons à ce que l'auteur dit de l'un et de l'autre de ces organes (p. 25-26 de la traduction), et qui diffère un peu de ce qu'en dit M. Bonnet, notamment à l'égard du dernier organe, qui serait pourvu d'un *stigmate* à son extrémité, selon M. Karsten.

« 2° Les pattes du métathorax, dit M. Bonnet, sont
« deux fois plus longues que celles du mésothorax, les-
« quelles sont, à leur tour, un peu plus longues que les
« antérieures ; comparées à l'animal lui-même, les pattes
« postérieures en mesurent à peu près la longueur (p. 14). »
L'insecte est donc parfaitement organisé pour le saut, qui atteint quelquefois jusqu'à la hauteur *d'un pied et même plus*, selon M. Bonnet (p. 59).

Les observations de M. Bonnet, sur les pattes postérieures, sont tout à fait en désaccord avec celles de M. Karsten sur le même sujet, et, en effet, M. Karsten dit, p. 25 de la traduction :

« Les pattes de derrière sont complétement inutiles à
« l'insecte ; ses seules pattes de devant, dans sa marche,

« se meuvent en se croisant ; quand il saute, il ne s'élève
« que de quelques pouces seulement (1). »

Ajoutons que M. Bonnet signale, à la hanche de la troisième paire de pattes, un onglet très-fort dont ne parle
pas M. Karsten. Cet onglet paraît avoir pour but de favo-
riser le dernier temps de la pénétration de l'insecte
sous la peau (p. 71).

II. *Métamorphoses*, p. 35-48.

Cette partie du travail de **M. Bonnet**, comme nous
l'avons déjà dit, continue et complète le nôtre, où les métamorphoses de l'insecte font absolument défaut. C'est
une lacune qui tient à ce que, à l'époque où nous termi-
nions notre travail, — époque encore assez récente pourtant, — les métamorphoses de la Chique restaient toujours dans les *desiderata* de la science (2). La connaissance de ces métamorphoses constitue une œuvre considérable dont tout le mérite, toute la gloire, disons le
mot, revient à M. G. Bonnet.

Plus heureux que ses devanciers, M. Bonnet a pu suivre
les différentes métamorphoses de l'insecte, depuis l'œuf
jusqu'à l'état d'insecte parfait, en passant par les états de
larve et de chrysalide, métamorphoses que, de plus, il a
figurées dans les plus grands détails, et avec le plus grand
soin. Mais, avant d'exposer les belles observations de
notre éminent confrère de la marine, nous avons à nous
arrêter sur un point très-important de l'histoire de l'insecte, celui de la ponte.

(1) L'insecte pouvant faire des sauts de *quelques pouces* d'étendue, comme nous en avons été témoin nous-même, il n'est point
exact de dire que les pattes postérieures soient *complétement inutiles*. C'est une contradiction qu'une erreur de traduction peut *seule*
expliquer.   G.

(2) Seulement, et comme nous l'avons dit en son lieu, Rengger
avait vu la larve, et Swartz, la chrysalide, qu'il a même dessinée. G.

Dans une communication que nous faisions à l'Académie des sciences, le 16 février 1863, nous disions, parlant de la Chique :

« Au terme de la gestation, les œufs sont expulsés au « dehors par la mère ; elle les projette par l'ouverture « même qu'elle s'est pratiquée, à travers l'épiderme, pour « arriver au derme ; sa ponte faite, elle périt sur place, « en se confondant avec l'épiderme, etc. » (*Sur le parasitisme de la Chique.*)

Précédemment, p. 38-41, nous sommes revenu, avec plus de détails, sur le même sujet.

La ponte est sans doute difficile à observer ; on ne peut même l'observer que par hasard, ainsi que cela nous est arrivé. Il n'est donc pas étonnant qu'elle ait échappé à M. Bonnet, qui reste incertain sur la question de savoir si les œufs sortent, l'insecte étant encore, ou n'étant plus, *dans les tissus* (sous l'épiderme, ou *en dehors*). M. Bonnet, comme nous le verrons plus loin, revient encore, et plusieurs fois, sur la même question ; il finit par la résoudre négativement, mais pas d'une manière absolue, pourtant, puisqu'il admet que, par exception, les œufs peuvent se faire jour en dehors du sac, l'insecte mère étant encore dans les parties, c'est-à-dire *sous l'épiderme.*

« Je ne nie pas, dit M. Bonnet, p. 69, que ce mode « d'éclosion ne puisse s'opérer exceptionnellement, si « l'incubation est terminée avant l'expulsion du sac ; mais, « alors, il arrivera de deux choses, l'une, etc. » En résumé, M. Bonnet donne le nom de ponte à la sortie des œufs, alors que l'insecte mère n'est plus dans les parties où il s'est développé, et dont il est sorti par extraction ou quelque accident. Les œufs, dans cette ponte de M. Bonnet, sont toujours plus ou moins développés, selon le séjour plus ou moins prolongé fait par l'insecte mère dans les parties. Or, cette sorte de ponte a toujours été pour nous, comme elle l'est encore, un avortement. Cependant, et c'est ce qui résulte des belles expériences de notre confrère, cet avortement est le mode de reproduction le plus ordinaire de l'insecte qui s'est fixé sur l'homme, où les œufs arrivent si rarement à maturité que leur éclosion se trouverait grandement compromise si, étant sortis avant terme d'une manière quelconque, ils n'étaient pas susceptibles de se développer encore, pour donner naissance à des larves. C'est à la fois un nouvel et frappant exemple de cette force de conservation imprimée par la nature à tous les êtres de la création.

Maintenant, au point où les observations de M. Bonnet ont conduit la question de la ponte, celle-ci pourrait être considérée sous deux points de vue, savoir :

1° Lorsqu'elle s'opère, l'insecte mère étant encore en rapport avec le sujet (homme ou animal) qui l'a nourri, et sur lequel il reste, lui, ainsi séparé de sa progéniture, dont il n'a plus à s'occuper;

2° Lorsqu'elle s'opère hors du sujet sur lequel l'insecte mère avait vécu, et dont il a été séparé, avec sa progéniture, soit naturellement, celle-ci étant parvenue à sa maturité, soit accidentellement, comme lorsqu'on en fait l'extraction, c'est-à-dire à une époque plus ou moins éloignée de la maturité des œufs. Cette dernière ponte, ou ponte par avortement, pourrait être appelée, — pour la distinguer de la première, — ponte *post mortem*, bien qu'après cette ponte l'insecte donne encore des signes de vie pendant quelque temps.

Dans le premier mode de ponte, ou ponte normale, ponte *proprement dite*, les œufs tombés sur le sol, ainsi qu'il a été dit précédemment, se suffisent à eux-mêmes pour leur éclosion, tandis que, dans le second, au contraire, dans la ponte *post mortem* ou par avortement, ils ont encore besoin de la protection maternelle, alors même que l'insecte mère est déjà réduit à l'état de cadavre. Mais, n'anticipons pas sur l'historique des métamorphoses de la Chique, dont nous laissons à M. Bonnet l'exposition tout entière :

« La Chique, dit M. Bonnet, subit toutes les métamor-
« phoses des insectes parfaits ; elle sort de son œuf à l'état
« de larve vermiculaire, et, avant de naître Puce péné-
« trante, elle se change en chrysalide dans un cocon de
« soie (page 35). »

« *OEuf* (pl. I, fig. 9). L'œuf a la forme d'un ovoïde al-
« longé.... Ses dimensions, après la ponte, sont : diam.
« longitudinal, $0^m,0004$ (dix-mill.) ; diam. transversal,
« $0^m,0003$ (dix-mill.).

« La ponte commence, une fois l'ovulation terminée. Il
« n'est pas indispensable, pour cela, que l'insecte ait ac-
« quis ses dimensions les plus élevées : il suffit qu'il ren-
« ferme des œufs suffisamment développés. Ainsi la ponte
« a aussi bien lieu par des sacs qui ont à peine le volume
« d'un grain de millet que par des sacs qui ont la grosseur
« d'un pois. Les œufs pondus, dans le premier cas, sont
« seulement en moins grand nombre, mais ils sont aussi
« avancés, puisqu'ils donnent naissance à des larves (1).

« La sortie de l'œuf se fait avec une certaine force,
« l'œuf est projeté quelquefois à la distance de $0^m,02$.
« Cette sortie a-t-elle lieu, le sac étant dans les tissus
« ou en dehors ? Quoique l'ouverture épidermique, qui
« correspond à l'anus, soit restée béante et permette,
« par suite, de supposer que la ponte puisse s'opé-
« rer, le sac étant encore emprisonné, nous pensons
« plutôt que l'inflammation expulsive, déterminée par la
« présence de la Chique d'une part, et les manœuvres
« d'extraction de l'autre, chassant au dehors le sac dont
« les œufs sont suffisamment développés, la ponte a lieu
« à l'air libre, par les seules contractions de la Chique en-
« core vivante.

« Dans le premier cas, l'œuf serait projeté au hasard, et
« la larve pourrait ne pas trouver une nourriture conve-
« nable ; car la Chique n'a pas, comme la puce, la pré-

(1) Je supposerais volontiers que, dans pareil cas, il existait
d'autres œufs qui s'étaient déjà fait jour au dehors.　　　G.

« voyance ou le pouvoir de déposer, à côté des œufs, des
« boules de sang desséché. La nature paraît cependant y
« avoir suppléé. C'est le cadavre de la mère qui servira
« de premier aliment à la larve; c'est, du moins, ce que
« nous avons toujours observé dans nos essais de repro-
« duction. La larve n'a vécu et subi ses métamorphoses
« que lorsqu'elle a trouvé à ses côtés, dès le début, les dé-
« bris du sac. Toutes les fois que nous avons voulu la
« nourrir, soit avec du sang, soit avec de la viande
« fraîche on non, la mort s'en est toujours suivie. Si ce
« fait était acquis, il prouverait manifestement que la
« ponte a toujours lieu à l'air libre, et non dans le tissu
« cutané. Une circonstance qui vient corroborer cette opi-
« nion, c'est que nous n'avons jamais rencontré des œufs ni
« à l'ouverture épidermique, ni sur la peau, et cependant,
« maintes fois, le sac était à peine extrait que la ponte
« avait lieu.

« Si l'œuf se trouve dans un milieu convenable, il par-
« court rapidement toutes les phases de l'ovulation. On
« voit, dès le deuxième jour, le contenu granuleux former
« de véritables vésicules. Un des côtés de l'œuf s'aplatit,
« s'excave même. Autour de cette dépression ovalaire se
« forme une sorte d'anneau plus foncé, formé par les gra-
« nulations elles-mêmes, plus serrées. C'est la vésicule
« germinative qui contient, à son centre, une tache ger-
« minative très-apparente, à un grossissement de 500 dia-
« mètres. C'est là que vont s'opérer les dernières trans-
« formations, et que se formera la larve. Bientôt celle-ci
« se reconnaît à travers la coque de l'œuf (pl. I, fig. 9 b).
« On la voit repliée en deux; elle se développe rapidement,
« les mouvements apparaissent. Le volume de la larve al-
« lant toujours croissant, l'œuf finit par éclater dans le
« sens de son grand diamètre, et la larve sort de l'œuf
« pour jouir de la vie.

« Il n'est pas toujours nécessaire que la ponte ait lieu
« pour que les métamorphoses de l'œuf s'opèrent. J'ai vu

« souvent des sacs privés de la vie renfermer des œufs
« fécondés et assez développés pour produire des larves.
« Dans ce cas, on voit le sac distendu éclater par suite du
« développement des œufs, et ceux-ci, une fois au dehors,
« se comportent ensuite comme les œufs pondus.

« Nous avons dit qu'il fallait à l'œuf, pour se transfor-
« mer, un milieu et une température convenables. Nous
« avons pu en juger par les nombreux essais infructueux
« tentés pour obtenir des larves. Ce résultat n'a été at-
« teint que lorsque les œufs ont été mis dans un mélange
« de sable fin et de sciure de bois, contenu dans une
« boîte fermée par un couvercle. Les grands changements
« de température sont nuisibles ; l'air chaud et humide
« favorise et hâte les métamorphoses de l'œuf. Une sur-
« abondance d'électricité est mortelle.

« Dans les conditions les plus favorables, l'ovulation
« dure huit à neuf jours ; elle peut se prolonger jusqu'au
« quinzième jour.

« Larve (pl. I, fig. 10). A la sortie de l'œuf, la larve de
« la Chique est d'un blanc nacré, transparente ; plus tard,
« elle devient grisâtre. Elle est vermiforme, apode, sans
« yeux, douée de mouvements très-vifs et assez variés ;
« elle marche en serpentant. Le plus souvent le mouvement
« de progression a lieu dans un plan vertical, quelque-
« fois dans un plan horizontal. Au moindre contact
« un peu brusque, elle s'enroule sur elle-même, à la
« manière des iules. La progression s'opère : 1° à l'aide
« des crochets implantés à la face inférieure de l'anneau
« céphalique ; ce sont eux qui déterminent le mouvement
« de traction ; 2° par les deux appendices mamelonnés de
« l'anneau caudal qui servent de point d'appui pour la
« propulsion. Nul doute que la marche ne soit aidée aussi
« par les poils implantés sur les divers segments, surtout
« par les deux longues soies qu'on remarque de chaque
« côté, à la réunion des faces latérales et inférieures de

« chaque anneau, et par celles qui surmontent, en ai-
« grettes, les appendices de l'anneau caudal.

« A la naissance, les dimensions de la larve sont les
« suivantes : longueur, $1^{mm},7822$; épaisseur, $0^{mm},1729$.
« La larve grossit rapidement, et, en quelques jours (huit
« à dix), elle atteint son plus grand développement. Sa
« longueur est alors de $2^{mm},2610$, et son épaisseur, de
« $0^{mm},3590$.

« La larve de la Chique a 13 segments ou anneaux ;
« tous se ressemblent, excepté le premier, qui est con-
« stitué par la tête, et le dernier à l'extrémité duquel s'ou-
« vre l'anus. Ils sont cylindriques, légèrement aplatis à
« leur partie inférieure; unis les uns aux autres par une
« membrane tégumentaire très-fine et transparente, ils
« sont séparés par des rainures assez profondes. Solli-
« cités par de nombreux muscles, insérés à la partie in-
« terne des divers anneaux, ceux-ci peuvent s'imbriquer,
« en partie, les uns dans les autres, et dans tous les sens.
« Outre les poils dont nous avons parlé, chacun des onze
« segments intermédiaires présente, de chaque côté, un
« stigmate situé très-près de sa circonférence posté-
« rieure, ce qui porte à 22 le nombre de ces stigmates.
« Les anneaux céphalique et caudal n'en possèdent
« pas.

« La *tête* (pl. II, fig. 11) a la forme d'un ovale tronqué
« à sa partie postérieure ou adhérente. Elle est aplatie
« dans le sens vertical, surtout en bas; ses dimensions
« sont moindres que celles des autres segments. Elle est
« en partie écailleuse. Étudiée par transparence, elle
« laisse apercevoir des parties colorées en fauve, qui
« appartiennent à son squelette. Elle porte des organes de
« préhension et de mastication des aliments (les parties
« buccales), des organes de locomotion (les quatre
« crochets dont nous avons parlé), des antennes, des
« palpes, etc.

« Les parties buccales sont constituées par les lèvres
« et les mandibules.

« Les *lèvres* (pl. II, fig. 11, *c d*) sont au nombre de
« deux. La supérieure dépasse légèrement l'inférieure,
« elle a la forme demi-circulaire ; à sa partie médiane se
« remarque une petite dépression qui se continue, en
« rainure très-superficielle, à la face supérieure. La char-
« pente est constituée par deux pièces cornées (pl. II,
« fig. 11, *e*) dont les extrémités antérieures, effilées, vien-
« nent s'adosser bout à bout à la partie médiane et
« antérieure de la lèvre ; les extrémités postérieures,
« renflées en massue, se portent en dehors et en arrière,
« et viennent, de même que les mandibules, s'articuler
« avec une autre pièce cornée, concave en dehors, con-
« vexe en dedans, plus épaisse à sa partie moyenne, et
« qui forme une sorte de cupule à la base mamelonnée
« de l'antenne. De chaque côté de la lèvre on remarque
« une éminence arrondie, au sommet de laquelle on voit
« saillir un prolongement assez court, de forme cylin-
« drique, et supportant trois petites soies à son extrémité
« libre. Ce prolongement représente le palpe labial ; il
« peut, à la volonté de la larve, rentrer à l'intérieur de
« l'éminence qui lui sert de base.

« La lèvre inférieure est plus petite que la supérieure.
« Elle est coupée carrément à sa partie moyenne, con-
« vexe à ses parties latérales, et présente, comme la su-
« périeure, un sillon médian inférieur et un assez grand
« nombre de poils très-fins et très-courts.

« Les *mandibules* (pl. II, fig. 11, *f*), au nombre de deux,
« ont une forme assez irrégulière, qu'on peut comparer à
« celle d'un triangle dont les côtés externe et postérieur
« sont plus épais et à courbure convexe.

« Le côté interne, rectiligne, est armé, à ses extrémités
« antérieure et postérieure, de deux dents coniques assez
« résistantes pour le broiement et, dans son milieu, de

« soies dures, solidement implantées. Celles-ci, au nombre
« de 5 ou 6, rangées parallèlement, donnent à ce bord l'ap-
« parence d'une dentelure de peigne. Ce bord denté peut
« se rapprocher ou s'éloigner de son semblable, du côté
« opposé. Le mouvement de mastication s'opère donc
« transversalement, au lieu d'avoir lieu d'avant en arrière.
« Le sommet externe de ce triangle maxillaire, plus épais,
« présente une surface convexe articulaire s'unissant,
« nous l'avons déjà dit, à la pièce cornée qui est à la
« base de l'antenne, mais au-dessous et en arrière de la
« pièce cornée labiale. Au côté postérieur, très-près du
« sommet externe, se remarque une autre surface articu-
« laire concave à laquelle s'articule une tige cornée, ren-
« flée en avant, terminée en pointe en arrière, et qui, se
« dirigeant en dehors, en arrière et en bas, vient ren-
« forcer le bord postérieur de l'anneau céphalique. En
« se rapprochant de la ligne médiane, et de chaque côté,
« on voit une autre tige cornée ayant une direction pa-
« rallèle à la précédente, plus épaisse à son extrémité
« antérieure, recourbée en crochets. Cette tige adhère
« aux téguments et donne insertion à de nombreux
« muscles.

« A la face inférieure de la tête, fixés aux téguments,
« on remarque les quatre crochets servant à la progres-
« sion de la larve, et que nous avons déjà mentionnés.
« Ces crochets se trouvent à la hauteur du bord inférieur
« des mandibules et correspondent, deux par deux, aux
« angles inférieurs de chaque mandibule.

« La demi-circonférence inférieure de l'anneau cépha-
« lique, renforcée par les deux tiges mandibulaires, de
« consistance cornée, présente, à sa partie médiane, une
« courbe à concavité postérieure, dont le sommet, plus
« épais, sert d'attache à des muscles qui vont en rayon-
« nant, les uns vers les mandibules, les autres vers les
« tiges cornées intermédiaires.

« Enfin, la face inférieure du tégument de la tête
« présente, de chaque côté, deux poils très-longs et
« rudes.

« Les *antennes* (pl. II, fig. 11, *a*), au nombre de deux,
« se trouvent situées de chaque côté de la tête, à la réu-
« nion des deux tiers postérieurs et du tiers antérieur, et
« plus rapprochées de la ligne médiane supérieure que
« de l'inférieure. Les antennes ne sont pas biarticulées
« comme celles de la larve de la puce commune ; elles
« ont une forme cylindroïde allongée dont la base, plus
« épaisse, repose sur une éminence mamelonnée qui
« remplit l'excavation de la pièce cornée à laquelle s'u-
« nissent la mandibule et le palpe labial correspondant.
« A l'extrémité libre de chaque antenne, et au centre, on
« remarque une tige ayant environ le 1,5 de la longueur
« de l'antenne, s'allongeant et se raccourcissant à la vo-
« lonté de la larve, et donnant issue, par sa partie ter
« minale, à une soie très-fine. De l'éminence mamelon-
« née qui sert de base à l'antenne, et tout autour de cet
« organe, sortent de petits corps glandiformes, au nombre
« de cinq ou six. Trois de ces corps, de plus petites dimen-
« sions, se trouvent à l'extrémité libre de l'antenne, au-
« tour de la tige qui en sort. La circonférence de l'antenne
« en offre aussi quelques-uns. Quel est l'usage de ces
« corps qui, en plus petit nombre, existent aussi sur la
« seconde et la quatrième pièce de l'antenne de la Chique
« à l'état parfait? Représenteraient-ils des papilles? Je
« l'ignore.

« L'anneau caudal diffère des autres segments par sa
« forme demi-ovalaire et ses dimensions moindres. Il se
« termine par trois éminences mamelonnées, l'une im-
« paire supérieure, et deux inférieures, paires et symé-
« triques. Ces dernières sont, à proprement parler, les
« pieds de la larve ; elles servent de point d'appui pour
« un des temps de la locomotion. Le mamelon supérieur

« est un peu plus petit et aplati légèrement dans le sens
« vertical. Ces trois appendices sont couverts de poils
« assez longs, et c'est à leur point de jonction que s'ouvre
« l'anus.

« *Organes de la respiration de la larve* (pl. 1, fig. 10, *e e*).
« — La larve de la Chique respire au moyen de trachées.
« Nous avons déjà vu où sont situés les stigmates. Pas-
« sons à la disposition générale des tubes aérifères.
« De chacun des stigmates part une trachée qui se porte
« en avant et en dedans; après un court trajet, elle se
« dichotomise. Ces deux divisions se recourbent pour se
« porter en arrière; elles marchent parallèlement, l'une au-
« dessus de l'autre, et viennent s'unir avec les deux divi-
« sions de la trachée du stigmate postérieur, au moment
« où elles se recourbent en crosse, comme les précé-
« dentes, pour venir s'anastomoser de la même ma-
« nière, avec les divisions de la trachée primitive qui
« suit. De ces unions successives, formées par les divi-
« sions des trachées primitives des onze anneaux inter-
« médiaires (les segments céphalique et caudal n'en ayant
« pas), naissent, de chaque côté, deux cordons non in-
« terrompus, et c'est des divers points anastomotiques
« que part une trachée plus petite, qui se divise et se
« subdivise en diminuant progressivement de calibre;
« elle se porte dans toutes les directions, surtout en de-
« dans, pour se ramifier dans les divers éléments orga-
« niques de la larve, en s'anastomosant, soit avec les
« branches des trachées des segments antérieur et posté-
« rieur, soit avec celles du côté opposé. C'est surtout
« vers la fin du tube digestif, et au canal dorsal, que les
« divisions aérifères et leurs anastomoses sont les plus
« nombreuses.

« Les trachées de la tête sont fournies par les divisions
« des trachées du deuxième segment, au moment où elles
« se recourbent; elles sont donc au nombre de quatre.

« Arrivées à la tête, on les voit se ramifier et se distri-
« buer, en divisions rayonnantes, à toutes les parties qui
« constituent ce segment. Pareille chose a lieu pour les
« trachées du segment caudal ; elles sont la continuation des
« divisions des trachées primitives du douzième anneau.

« *Organes de circulation* (pl. I, fig. 10, E). — La cir-
« culation de la larve-chique est un simple mouvement
« oscillatoire à progression fort lente, tantôt dans un sens,
« et tantôt dans un autre. Il existe cependant un canal dor-
« sal qui occupe la région supérieure des quatre derniers
« segments. C'est un tube cylindroïde à parois mal défi-
« nies, mais dans lesquelles on peut apercevoir des mou-
« vements circulaires, qui indiquent la présence de
« quelques fibres contractiles annulaires, et des mouve-
« ments d'ensemble dans le sens de la longueur. De
« son extrémité antérieure partent des *diverticula*
« qu'on peut suivre jusqu'à l'anneau céphalique, et qui
« se font reconnaître à leurs battements isochrones avec
« ceux du canal dorsal. Il est difficile de constater un
« courant quelconque, dans le liquide que paraissent con-
« tenir les canaux. Quant au liquide nourricier qui baigne
« tous les espaces interorganiques, il se meut plutôt par
« suite des contractions du tube alimentaire et de celles
« des muscles, que par les pulsations de l'organe central
« de la circulation.

« *Organes de la digestion*. — Ils comprennent le tube
« digestif et des annexes glandulaires. Le tube digestif,
« qu'on peut suivre, avec la plus grande facilité, de la
« bouche à l'anus, si on fait ingurgiter à la larve une
« dissolution d'indigo, se fait remarquer par sa simpli-
« cité et ses dimensions comparées à celles de l'animal
« entier.

« Le canal alimentaire commence par un œsophage
« (pl. I, fig. 10, *a*) de forme conique à base postérieure,
« qui s'étend de la bouche au point d'intersection des

« deuxième et troisième segments. Ensuite survient un
« étranglement très-court, autour duquel se voient les
« *canaux salivaires*, au nombre de cinq ou six, assez longs
« et contournés plusieurs fois sur eux-mêmes. L'*estomac*
« (pl. I, fig. 10, *b*) ou ventricule chylifique vient après ;
« vaste renflement qui remplit presque toute la capacité
« de sept segments, du troisième au neuvième. Sa forme
« est cylindroïde ; il diminue de volume à sa partie ter-
« minale ; arrivé au neuvième segment, il se rétrécit
« brusquement et se continue avec un canal cylindrique
« très-grêle. C'est le *petit intestin* (pl. I, fig. 10, *c*), qui se
« dévie à gauche, longe la paroi des dixième, onzième
« et douzième segments, se recourbe brusquement pour
« revenir en avant, gagne la ligne médiane, et, arrivé
« presque au niveau du point où il prend naissance, se
« recourbe de nouveau pour se reporter en arrière et se
« continuer presque aussitôt avec le *gros intestin* (pl. I,
« fig. 10, *d*). Cette dernière partie du tube digestif s'étend
« du neuvième segment à l'anus. Sa capacité n'est guère
« supérieure à celle de l'intestin grêle, mais ses parois
« sont très-épaisses et offrent, de distance en distance,
« des étranglements et des bosselures.

« Outre les canaux salivaires dont nous avons parlé,
« il existe, tout le long de l'œsophage et de l'estomac,
« d'autres glandes, simples vésicules contenues dans une
« enveloppe très-fine ; elles sont fixées aux parois.

« On peut compter, comme annexe du tube alimentaire,
« le corps graisseux (pl. I, fig. 10, *f*) qui y adhère et suit
« tous ses mouvements. Les globules graisseux, assez
« nombreux et assez pressés les uns sur les autres, pour
« qu'ils affectent une forme polyédrique, sont contenus
« dans une enveloppe très-mince de tissu adipeux, et
« sont, en outre, très-irrégulièrement disséminés dans
« l'intérieur des segments. Rares à la partie antérieure,
« ils augmentent en nombre aux environs de l'intestin

« grêle, où ils remplissent tout l'espace qui n'est pas oc-
« cupé par les organes.

« *Appareils d'innervation.* — Malgré toutes mes re-
« cherches, il m'a été impossible de découvrir le système
« nerveux de la larve.

« *Appareil de locomotion.* — Le système musculaire de
« la larve-chique est très-développé. Les muscles qui
« font mouvoir les divers segments les uns sur les autres
« sont excessivement nombreux, ce qui explique les mou-
« vements aussi vifs que variés de l'animal ; ils sont tous
« internes. Identiques dans la série des anneaux inter-
« médiaires, et pour la forme et pour la direction, ils dif-
« fèrent aux segments céphalique et caudal. En outre
« des fibres musculaires longitudinales et parallèles qui,
« par leurs contractions, font jouer les divers segments
« les uns sur les autres, et qu'on retrouve tout autour des
« faces internes des mêmes segments, il existe, de chaque
« côté, des faisceaux musculaires aplatis qui se portent
« du tiers postérieur de l'anneau antérieur aux deux tiers
« antérieurs de l'anneau postérieur, en se dirigeant obli-
« quement en arrière et en bas. Ce sont ces muscles qui
« déterminent les mouvements de latéralité, quand ils
« agissent d'un seul côté, et qui amènent l'imbrication
« des segments, surtout en bas, et font incurver la larve
« sur le ventre, quand il y a action synergique des deux
« côtés.

« Les muscles de la tête, à l'exception de ceux qui vont
« s'insérer au deuxième segment, lesquels sont identiques
« aux précédents, ayant pour but unique de faire mou-
« voir les diverses pièces qui composent les organes buc-
« caux, ont une insertion sur un point de ces mêmes
« pièces et, de là, vont, en s'irradiant, s'étaler vers les di-
« verses parties cornées qui forment le squelette cépha-
« lique. Les muscles principaux qui entrent surtout en
« action dans la mastication, partent des deux tiges sous-

« maxillaires, et se dirigent vers les deux angles infé-
« rieurs des mandibules.

« Quant aux muscles appartenant en propre au seg-
« ment caudal, ils se divisent en deux groupes qui, par-
« tant des deux éminences mamelonnées inférieures, vont
« en rayonnant se fixer aux parties inférieures et externes
« du segment jusque sur la ligne médiane, où ils s'entre-
« croisent. Outre ces deux faisceaux, il en existe un troi-
« sième qui part du mamelon supérieur et s'étale à toute
« la demi-circonférence supérieure du segment.

« *Organes de fécondation.* — Il n'y a pas de traces d'or-
« ganes de fécondation, ni rien qui puisse faire connaître
« à quel sexe appartiendra la chique future.

« *Mœurs de la larve.* — Au moment où elle sort de
« l'œuf, la larve est d'un blanc nacré. Aussitôt qu'elle a
« mangé, on voit se dessiner le tube digestif, qui se co-
« lore plus ou moins suivant les aliments qu'elle a ingé-
« rés. En avançant en âge, elle revêt une teinte grisâtre,
« qui se généralise de plus en plus. Ses dimensions vont
« en se développant progressivement ; elles augmentent
« surtout quant à l'épaisseur, qui a doublé, à peu de
« chose près, au moment où la larve file son cocon. La
« durée de l'existence de la larve est d'environ 10 jours,
« quelquefois 15 ; pendant tout ce temps, elle vit à cou-
« vert. Les larves que j'élevais étaient toujours enfer-
« mées dans le sable ou dans la sciure de bois ; aussitôt
« que, par un mouvement brusque, je les amenais à la
« surface, je les voyais pénétrer immédiatement dans le
« milieu où elles vivaient. Elles ne pouvaient, cependant,
« être incommodées par la lumière, étant dépourvues
« d'organes de la vision. D'autre part, les essais étant
« faits dans des boîtes à peu près hermétiquement fer-
« mées, la température devait avoir peu d'action sur
« elles. Il n'y avait que la sensibilité tactile qui pût pré-
« venir les larves du changement de milieu, et les avertir

« qu'elles n'étaient pas suffisamment à l'abri, soit des in-
« tempéries de l'air, soit des attaques de leurs nombreux
« ennemis, les fourmis surtout, en si grand nombre à la
« Guyane française.

« L'alimentation des larves paraît être exclusivement
« animale. Leur organisation mandibulaire prouve
« qu'elles doivent se nourrir de détritus plus ou moins
« putréfiés. Placées dans du sable parfaitement lavé,
« elles sont toutes mortes au bout de deux jours ; dans le
« sable à l'état naturel, ou dans la sciure de bois, elles
« ont vécu plus longtemps, mais aucune n'a donné de
« cocon. Le même résultat a eu lieu en leur donnant
« pour nourriture des matières végétales diverses, ou des
« tissus animaux frais ou putréfiés. Il en a été de même
« avec des animalcules vivants. Le sac de la Chique, qui a
« contenu les œufs, paraît surtout convenir aux larves.
« Toutes les fois que j'ai laissé à leur portée le sac d'où
« elles étaient nées, les larves ont vécu et se sont chry-
« salidées. Je les ai vues alors attaquer rapidement ce
« sac, s'introduire dans son intérieur, et en faire dispa-
« raître non-seulement les organes, mais les œufs qui
« n'avaient pas été pondus. Ainsi, si la mère-chique ne
« dépose pas, comme la mère-puce, à côté des œufs
« qu'elle met au monde, un aliment tout préparé, c'est
« qu'elle sait qu'elle servira elle-même de nourriture à
« la jeune larve. Est-ce à dire pour cela que le sac soit sa
« nourriture exclusive ? Nous ne le pensons pas ; nous
« croyons, au contraire, que la larve pourra trouver par-
« tout, dans le sable, dans les débris de balayures ou
« dans les ordures des planchers, surtout dans de vieilles
« cases malpropres ou abandonnées, assez de détritus
« organiques pour servir à son alimentation. . . . . .

. . . .

« Lorsque la larve comprend qu'elle est arrivée au
« terme de son existence, elle se plonge, aussi pro-
« fondément qu'elle peut, dans le milieu mouvant où

« elle vit, jusqu'à ce qu'elle trouve un corps ou une sur-
« face résistante. Arrivée là, elle se double sur elle-même,
« dans la même position que celle qu'elle avait dans
« l'œuf et augmente rapidement de volume. C'est alors
« qu'elle tisse son cocon. Elle ne fait plus aucun mouve-
« ment, on la croirait morte. Il m'a été impossible de la
« suivre dans son travail de tissage. J'ai conservé, dans
« cet état d'inertie, quelques larves sous le champ du mi-
« croscope, mais sans voir aucune modification survenir,
« tandis que, si je les couvrais soit avec du sable, soit
« avec de la sciure, du soir au matin, je trouvais le cocon
« tout formé.

« Cocon (pl. II, fig. 12, *a*). — Le cocon est tissé avec
« des fils de soie, d'un jaune doré, d'une très-grande
« finesse. Ces fils, par leur arrangement, ne forment pas
« une trame régulière, mais un entre-croisement qui
« paraît livré au hasard, et qui est maintenu par une ma-
« tière glutineuse sécrétée par la larve. Cette matière
« glutineuse, en se collant aux grains de sable, de pous-
« sière, ou aux brins de sciure de bois qui l'environnent,
« forme à la coque une sorte d'enveloppe factice très-
« adhérente, qui la fait ressembler à un grain de pous-
« sière. En outre, c'est au moyen de cette même matière
« emplastique que le cocon est fixé par la larve au point
« qu'elle a choisi, et cela assez intimement pour qu'on
« ait quelque peine à l'en arracher.

« Étudié au microscope, le cocon, dépouillé des corps
« étrangers qui y adhèrent, offre une forme ovalaire par-
« faite, une coloration d'un jaune d'or assez brillant;
« ses diamètres sont les suivants : longueur, $1^{mm},3034$;
« largeur, $0^{mm},8645$. Le tissu qui le forme est assez ré-
« sistant. Une fois ouvert, on aperçoit la chrysalide, à
« divers degrés de transformation, en rapport avec la
« période de temps écoulée depuis la construction de la
« coque soyeuse.

« Chrysalide (pl. II, fig. 13 et 12, *b, c*). — Si le cocon

« est ouvert au bout de vingt-quatre heures, on trouve
« encore la larve repliée en deux, seulement augmentée
« de volume dans ses onze anneaux intermédiaires, dont
« les bords sont moins saillants. Si, à ce moment, on dé-
« chire le cocon, la larve reprend ses mouvements, se
« remet à manger et tisse une nouvelle coque vingt-
« quatre heures après. Je suis arrivé à forcer la même
« larve à recommencer jusqu'à trois fois son travail de
« tissage. Au quatrième essai, elle est morte. Après qua-
« rante-huit heures, la larve ne peut plus se dédoubler;
« les deux moitiés, rapprochées ventre à ventre, sont ac-
« colées, la peau est lisse, sans trace d'anneaux, qui sont
« distendus par l'augmentation du liquide sous-jacent.
« Dès le troisième jour, la membrane tégumentaire, de
« plus en plus distendue, se fend tout le long de la ligne
« du dos, et la larve disparaît pour faire place à la
« nymphe ou chrysalide.

« La nymphe, au début, est beaucoup plus petite que
« la larve qui vient de lui donner naissance. Elle n'oc-
« cupe guère que la moitié de la coque; elle a une forme
« demi-ovalaire aplatie transversalement. Ses dimensions
« sont les suivantes : diamètre longitudinal, $0^{mm},65$; dia-
« mètre vertical, $0^{mm},30$. Sa couleur est d'un blanc assez
« brillant; on n'y découvre encore aucune trace d'or-
« ganes.

« Le quatrième jour, on dirait que le corps de la
« nymphe est divisé par une ligne longitudinale qui
« coupe en deux moitiés les faces latérales. Au-dessus de
« cette ligne, on commence à distinguer des lignes per-
« pendiculaires qui sont les indices des anneaux de la
« Chique future, et, au-dessous, des lignes très-obliques,
« presque parallèles, qui sont les rudiments des pattes.

« La tête ne se dessine que le cinquième jour. Alors
« les lignes ci-dessus sont plus apparentes ; le vo-
« lume de la nymphe s'est accru, sa couleur est devenue
« d'un gris terne. Les empreintes obliques inférieures,

« devenues plus larges, offrent des étranglements sur di-
« vers points. On reconnaît facilement les six pattes
« ployées, la cuisse sur la hanche, celle-ci appliquée sur
« le thorax et le reste sur l'abdomen.

« Dès le sixième jour, les divers segments se distin-
« guent aisément. Ainsi, la tête, devenue beaucoup plus
« visible, offre, à sa partie inférieure, cinq prolonge-
« ments accolés les uns aux autres. Ce sont les scies-man-
« dibules, les palpes et le suçoir. Les antennes se sont
« développées, les pattes se détachent de l'abdomen qui,
« à son tour, s'est allongé et a pris la forme ovalaire. A
« ce moment, on voit la nymphe enfermée dans une
« membrane très-fine, transparente, qui l'enveloppe en
« entier, et qui forme, à chacun des appendices cépha-
« liques ou thoraciques, une sorte de manchon. Cette
« membrane s'observe d'autant plus facilement, qu'elle
« est séparée, des diverses parties de la nymphe, par un
« liquide incolore et d'une limpidité parfaite. La teinte
« grise de la nymphe se prononce de plus en plus et tend
« à passer au fauve.

« Le septième jour, la future chique se reconnaît à la
« plupart de ses attributs, sauf les yeux, qui sont formés,
« mais restent incolores. Les organes internes ne se des-
« sinent pas encore, soit qu'ils se forment plus lentement,
« soit qu'ils se trouvent tellement transparents, qu'ils ne
« puissent être vus au microscope. Il y a une exception
« pour l'appareil génital du mâle, qui s'aperçoit à travers
« les téguments. On remarque, dans l'intérieur de l'enve-
« loppe, un liquide incolore dans lequel nagent une assez
« grande quantité de globules graisseux.

« Enfin, le huitième jour, la chique, complétement for-
« mée, se dépouille de la membrane qui l'enveloppe et se
« meut dans l'intérieur de son cocon, qu'elle remplit
« presque en entier. Il ne lui reste plus, pour jouir de la
« vie d'insecte parfait, qu'à sortir de sa prison de soie, ce
« qu'elle fait en perçant une des extrémités du cocon,

« avec ses mandibules-scies, de la même manière qu'elle
« perfore l'épiderme pour pénétrer dans l'épaisseur de
« l'enveloppe cutanée.

« Les transformations successives que subit la larve,
« pour traverser l'état de nymphe et arriver à l'état d'in-
« secte parfait, peuvent donc s'accomplir en huit jours ;
« mais c'est probablement une période de temps minime,
« car un dérangement mécanique quelconque, les vicis-
« situdes atmosphériques, etc., amènent quelquefois un
« retard considérable. Il m'est arrivé, maintes fois, de ne
« voir naître la Chique que le dixième, le douzième et
« même le quinzième jour, soit que j'eusse détaché le
« cocon pour l'observer au microscope, soit que j'eusse
« seulement enlevé le sable ou la sciure de bois qui le
« protégeaient contre les intempéries de l'air. »

III. Mœurs de la Puce pénétrante a l'état parfait (49-71).

A la Guyane française, la Puce pénétrante est commune
en terres basses, et assez rare dans les régions un peu
élevées. Quant à la nature du sol, elle est aussi multipliée sur les bords du Maroni que sur ceux de l'Oyapok
et de l'Approuage. Or, le premier roule ses eaux sur un
terrain presque entièrement sablonneux, du moins dans
une assez grande étendue de son parcours, tandis que
l'autre roule les siennes sur des terres argileuses et argilo-
ferrugineuses. Ce qui pourrait porter l'insecte à préférer
les premiers terrains aux seconds serait la facilité de s'y
nicher et de se soustraire ainsi aux intempéries de l'air.
Il est plus multiplié dans les lieux boisés que dans ceux
qui ne le sont pas, tels que les savanes ou prairies. On
le rencontre, dans les premiers, sur les plantes, sur les
buissons, et, plus particulièrement, sur les arbres morts
et les herbes desséchées. Dans les savanes ou prairies, on
le rencontre seulement pendant la saison sèche, après laquelle il se réfugie dans les huttes ou carbets qui s'y
trouvent, et où il s'accumule en si grand nombre, que
cenx-ci en ont reçu le nom de *Carbets à Chiques*.

Les différentes races humaines sont également accessibles aux atteintes de la Chique, sans en excepter les Indiens eux-mêmes, malgré tout ce qu'ils font pour s'en mettre à l'abri. M. Bonnet l'a observée chez la plupart des animaux domestiques, à l'exception des oiseaux de basse-cour et autres oiseaux privés; il ne l'a point observée, non plus, chez les oiseaux sauvages.

L'auteur a vainement essayé de faire prendre des Chiques sur des animaux à sang froid, tels que lézards, grenouilles, etc.

L'auteur, personnellement, a souffert de la Chique, dans les forêts de la Guyane, où l'homme n'habite pas, et il rapporte, sur ce sujet, le fait suivant :

« Lorsqu'à la suite de nombreux essais malheureux, il « fut décidé qu'on concentrerait, sur le Maroni, toutes les « forces vives de la transportation, le Maroni étant le « point le moins malsain de la Guyane, on échelonna, sur « les rives de ce fleuve et sur celles de plusieurs criques, « des chantiers pour l'exploitation des bois. Ces chantiers « dépendaient tous de l'établissement de Saint-Laurent. « La crique Sparwine fut choisie comme centre d'une de « ces exploitations. Le jour où l'on s'y établit, les hommes « furent littéralement envahis par les Chiques. Ce point « n'était pas, il est vrai, habité par l'homme, mais il était « fréquenté par un grand nombre d'animaux sauvages. » L'auteur dit plus loin en avoir constaté la présence sur le cochon sauvage, dit *cochon marron*, qui vit, par bandes considérables, dans les forêts de la Guyane.

L'auteur rapporte deux faits qui établissent que la Puce pénétrante peut vivre loin de son origine, et par des latitudes élevées. Ces deux faits, qui rappellent celui de même nature exposé précédemment (1), sont trop importants pour ne pas être rapportés ici :

(1) Deux Chiques observées à Paris, en 1867, par MM. Laboulbène, L. Gage et moi, sur un voyageur arrivant du Brésil (p. 135-138).

Premier fait. — Le 10 juillet 1866, la frégate *l'Amazone*, navire-hôpital, quitte les îles du Salut (Cayenne) pour rentrer en France, où elle arriva le 1ᵉʳ septembre. Elle était chargée de malades provenant de la Guyane et des Antilles. M. Bonnet se trouvait à bord comme passager. Déjà la frégate avait dépassé l'île des Açores, lorsque son maître-mécanicien s'ouvrit une petite tumeur siégeant sur l'un des gros orteils. Cette opération fut faite avec un mauvais canif. Il en était sorti une sanie purulente, au milieu de laquelle nageaient de petits filaments blanchâtres, qui n'étaient autres que des conduits ovigères. De plus, au fond de la plaie, étaient restés quelques œufs, qui furent reconnus pour tels, à l'aide du microscope, par M. Bonnet, ainsi que par M. Cornibet, deuxième médecin de la frégate.

Second fait. — Le même bâtiment, la frégate *l'Amazone*, à destination de Toulon, y arriva le 1ᵉʳ septembre, même année; il s'y trouvait encore en janvier de l'année suivante (1867). — c'est-à-dire environ six mois après son départ de la Guyane, — lorsque la présence d'une Chique y fut constatée sur un matelot qui avait coopéré à l'arrimage du charbon dans les soutes. Cette constatation fut faite par M. le docteur Gadies, médecin chargé de l'armement médical du bord. L'insecte s'était logé dans un des sillons interdigitaux du pied.

L'auteur, cherchant à interpréter les deux faits que je viens de rapporter, se livre aux différentes conjectures qu'ils suggèrent naturellement. « Que conclure de ces faits? dit M. Bonnet; que la Chique peut vivre un temps plus ou moins long, à bord d'un navire, sans y donner des signes de sa présence. Le temps qui s'est écoulé entre le départ du navire dont nous parlons, d'un pays à Chiques, et son réarmement en France, démontre suffisamment que la fécondation a dû s'y opérer, et probablement à plusieurs reprises. Alors, poursuit l'auteur, d'autres Chiques devaient exister à bord , à moins d'admettre, ce qui est invraisemblable, que la fécondation, datant de loin, n'ait suivi son cours que le jour où l'insecte a trouvé des conditions favorables à l'incubation de ses œufs. Cette idée d'une fécondation à long terme (1)..... »

L'auteur, comme M. Karsten, a été témoin de l'acte copulatif de l'insecte ; il a également vu, comme lui, que, dans cet acte, le mâle est placé sur la femelle, à l'inverse de ce qui se passe chez la puce. L'auteur a également vu des Chiques, qu'il conservait dans des vases, se livrer à la copulation, sans que jamais il en résultât aucun signe de fécondation. Cette observation a pu se continuer pendant plusieurs mois.

Pour que l'insecte, à l'état parasitaire, puisse vivre, il fallait que l'anus, le *pygidium* et le sac aérien, du huitième anneau dorsal, fussent libres dans le canal épidermique. Il en est ainsi, comme on le voit en examinant la partie du sac intimement liée à l'épiderme. Cette adhérence, qui commence au sixième anneau, ne s'étend pas au delà du quatrième.....

L'épiderme adhère intimement avec le pourtour de l'anus, à l'aide d'un enduit plastique, de nature cornée, plus ou moins résistant. Cet enduit forme un cercle rayonné qui recouvre les quatrième, cinquième et sixième anneaux. Il est de couleur jaunâtre, quelquefois rougeâtre. Ses rayons sont inégaux (pl. 1, fig. 8, *B a*) et dirigés de l'anus à la périphérie. Il circonscrit un espace triangulaire à angles mousses, et dont le sommet

---

(1) Nous admettrions volontiers que la Chique peut vivre et se reproduire à bord d'un navire par le seul intermédiaire, ou des animaux embarqués pour la subsistance du bord (mammifères et volailles), ou de ceux qui s'y trouvent en tout temps, tels que rats, souris, chats, sans passer sur l'homme. Ajoutons que l'*Amazone*, comme bâtiment de transport de troupes et de malades, devait être plus ou moins infesté de Chiques, à raison des objets de literie et autre matériel nécessités pour les besoins des passagers.   (G.)

est en bas. Au fond de cet espace sont l'anus, le *pygi-dium* et la plaque cornée qui recouvre le sac aérien du huitième anneau, ainsi que les deux glandes situées de chaque côté et au-dessus de l'anus. Le cercle résistant se continue avec l'orifice de l'ouverture épidermique.....

.. M. Bonnet a trouvé, dans beaucoup de sacs volumi-neux, « un petit corps piriforme, à pointes recourbées, de couleur fauve assez foncée (pl. II, fig. 18, III), » et dont il n'a pu s'expliquer la nature. Ses dimensions sont : diam. longitudinal, $0^{mm},2394$; diam. transversal, $0^{mm},1197$. Sa position n'est pas fixe : tantôt il est assez près du cloaque, tantôt à côté du thorax. Il est arrivé, à M. Bonnet, d'en voir deux dans le même sac. D'autres fois, il n'y en avait point. L'auteur se demande que peut être ce corps..

.Après la ponte, les œufs, situés à côté du sac, quelque-fois dessus, sont, le plus souvent, entassés les uns sur les autres, offrant, à l'œil nu, l'aspect d'une poussière blanche et très-fine. Ils sont collés entre eux, et sur le point où ils sont tombés, par une sorte d'enduit dont ils sont cou-verts..... Par là, la nature a évité que l'œuf, dont la légè-reté spécifique est grande, fût projeté au loin, tandis qu'il doit rester à côté du sac qui servira de pâture à son pro-duit, c'est-à-dire à la larve.

A sa sortie du cocon, l'insecte est toujours plus petit que la chrysalide qui lui a donné naissance (pl. II, fig. 13).....

Le nombre des femelles l'emporte, sur celui des mâles, dans la proportion de 8 à 1, et M. Bonnet en donne la raison probable, qui serait de rétablir l'équilibre entre les deux sexes, après la ponte de la femelle, ponte tou-jours suivie de mort pour elle.

Non-seulement les larves et les œufs, mais encore l'in-secte lui-même et sa chrysalide, sont frappés de mort par leur exposition à un soleil trop chaud. De là pourquoi la larve, aussitôt après sa naissance, s'enterre toujours où elle peut le faire : ici, dans du sable ; là, dans de la sciure de bois ; ailleurs, dans des décombres, etc. Le cocon est ainsi filé à l'abri de la lumière, dans l'obscurité, que l'insecte lui-même recherche toujours aussi.

A sa naissance, il reste quelque temps sans se mouvoir, comme s'il était fatigué du travail qu'il vient d'accomplir. Alors ses dimensions sont à peu près celles qu'il aura toujours, mais sa couleur est bien moins foncée que celle qu'il doit acquérir. Bientôt on le voit se mettre à sauter dans tous les sens. A cet effet, il se ramasse d'abord sur lui-même ; puis, s'étant assuré de la résistance de la surface où il se trouve, il rapproche ses pattes les unes des autres, en ployant leurs articulations, et s'élance en se détendant, comme un ressort de montre, sur ses pattes postérieures. Il fait des sauts *prodigieux*, en comparaison de ses dimensions ; si rien ne l'inquiète, il reste, le plus souvent, sans se mouvoir. Alors il est accroupi sur lui-même, ses pattes ployées et son ventre touchant à terre ; sa tête est inclinée sur le thorax, et son ventre entre les hanches. Il parcourt environ 10 centimètres en 30 secondes, c'est-à-dire près de trente-six fois sa longueur en une seconde. Il marche avec la plus grande facilité, à l'aide de ses crochets, sur des surfaces très-inclinées et très-polies, comme le verre, par exemple ; il s'y maintient même, si on en renverse la surface.

L'insecte peut supporter une longue abstinence. Ainsi l'auteur a conservé en vie, pendant plusieurs mois, des Chiques mises dans du sable lavé plusieurs fois à l'eau distillée, et qui, par conséquent, ne contenait rien de nutritif.

IV. HISTOIRE MÉDICALE, p. 71-78.

Comprend, avec les régions choisies par l'insecte pour sa pénétration cutanée, la pathologie, la thérapeutique et la prophylaxie des accidents qu'il produit. Bien que nous nous soyons assez étendu sur ces différents sujets, nous n'en croyons pas moins devoir y revenir, pour reproduire ce que nous trouvons de nouveau, ou d'important, dans ce que M. Bonnet en dit à son tour.

Régions choisies par la Chique pour sa pénétration dans la peau.

Les pieds sont, pour M. Bonnet, le domaine de prédilection de l'insecte. Levacher avait déjà dit que les pieds lui plaisaient autant que le cuir chevelu aux *pediculi capitis*, et que le *pubis* aux *pediculi* de cette partie. M. Bonnet rapporte, à ce sujet, le fait de deux transportés qui, s'étant échappés du pénitencier de Cayenne, y rentrèrent après uu long séjour dans les grands bois du Maroni. Leurs pieds étaient alors *littéralement* dévorés par des Chiques; les autres parties avaient été respectées. Quant au nombre qu'on en peut rencontrer sur un même individu, M. Bonnet en a compté plus de trois cents, disséminées sur différentes parties du corps, chez un Indien coolie de la colonie aurifère de l'Approuage. Il en avait treize au scrotum, deux au fourreau de la verge (1). Les régions thénar et hypothénar en étaient criblées, ainsi que les pieds, mais surtout le talon et les extrémités des orteils, dans le pourtour des ongles.

La Chique choisit toujours, pour sa pénétration, les plis cutanés ou les sillons papillaires, et non pas les points les plus durs et les plus épais de l'épiderme, comme l'a avancé le père Labat (2).

(1) Nous avons rapporté, p. 57, un cas semblable observé à la *Nouvelle-Grenade* par M. le Dr Roulin.   (G.)

(2) Ce point en litige, déjà énoncé par l'auteur, p. 55, a besoin d'une explication. L'insecte, il est vrai, choisit, pour sa pénétration sous l'épiderme, les plis cutanés, les sillons papillaires, tous les lieux, en un mot, où l'épiderme est le plus délicat, le plus facile à

Nous avons rapporté, p. **58**, un cas de Chique sur le gland, observé par M. Niéger; M. Bonnet en rapporte un autre, offert par un de ses amis (p. **73**).

M. Bonnet pense, avec M. Niéger, que l'insecte a une grande tendance à se fixer à côté d'un autre, et nous nous rangeons à cette opinion, d'après nos propres observations. Nous avons cru remarquer aussi, avec M. Bonnet, que l'insecte recherche également, pour se fixer, le bord libre des ulcères produits par un autre.

L'auteur, comme Levacher, divise les accidents produits par la Chique en trois périodes, qui sont : la période d'invasion, la période d'inflammation, et la période d'ulcération ou de suppuration.

Période d'invasion. — L'auteur fait remarquer que le sentiment de démangeaison qui suit l'introduction de la Chique fait souvent défaut, et c'est ce que nous avons observé nous-même. Nous avons également observé ce qu'il dit encore au sujet du siége de cette sensation, à savoir qu'il n'est pas toujours bien localisé, et qu'il existe souvent en un point assez éloigné du lieu de la pénétration.

Période d'inflammation. — L'inflammation est généralement peu intense et bornée, comme la douleur, au point lésé, mais elle peut s'étendre aux parties voisines et donner lieu aux accidents les plus graves. Ce sont de véritables phlegmons, des érysipèles, des angioleucites et quelquefois des adénites inguinales (1). « Nous avons vu,

---

perforer, par conséquent ; mais, une fois sous l'épiderme, il tend à s'avancer sous un épiderme plus épais, pour y trouver protection contre les chocs extérieurs. Ainsi, par exemple, introduit sous l'épiderme tendre et délicat du pourtour des ongles, il s'avance et s'introduit sous leur matrice, et de telle sorte que leur chute en est souvent la conséquence. (G.)

(1) Les engorgements glandulaires observés par nous, par suite de Chiques aux pieds, avaient toujours pour siége les glandes fémorales. (G.)

« dit M. Bonnet, un cas de tétanos survenir à la suite de
« l'inflammation déterminée par la présence de plusieurs
« sacs de Chiques (1). »

La période inflammatoire dure de quatre à cinq jours,
quelquefois plus..... Si le sac n'est pas extrait, il peut
rester jusqu'à sept jours dans la peau.....

Période d'ulcération ou de suppuration. — L'ulcération,
suite de Chiques, est excessivement fréquente. Cette complication s'observe surtout aux régions habitées par plusieurs Chiques à la fois, et alors que chacune des petites
plaies, gagnant les unes sur les autres, se fond en une
plaie unique à large surface.

L'ulcère a une marche phagédénique ; les bords en
sont généralement rouges, enflammés, déchiquetés, taillés
à pic ; le fond en est grisâtre et laisse écouler un pus sanieux et fétide. Cet ulcère s'étend surtout en largeur, en
même temps qu'il se creuse en profondeur, mais à un
moindre degré. Il détruit la peau de proche en proche,
dénude les parties sous-jacentes, qu'il désorganise peu à
peu, et arrive quelquefois jusqu'aux os, qu'il frappe de
mort ou altère dans leur constitution organique.

On observe très-fréquemment l'anesthésie des surfaces
attaquées et des tissus voisins, et quelquefois à une grande
étendue. La paralysie n'est pas complète, mais elle est
portée assez loin pour que les malades supportent, sans
trop de souffrance, des cautérisations profondes et même
des opérations plus graves (2).

(1) Nous en avons rapporté deux, l'un observé dans les mêmes
circonstances (*Obs.* xiv, p. 134-135), et l'autre après l'extraction
de l'insecte (p. 84). Nous avons vu que, pour sa part, Rengger
en a observé jusqu'à quatorze cas au Paraguay, dans l'espace de
six ans.   (G.)

(2) Nous serions disposé à ne voir, dans cette anesthésie locale,
qu'une sorte d'engourdissement produit par la longue et incessante
irritation sur le point infesté par l'insecte.   (G.)

M. Bonnet n'a observé qu'aux pieds la complication de la Chique avec l'altération dont nous parlons. Elle apparaît surtout lorsque le parasite a choisi pour asile le pourtour des ongles. Dans ce cas, la matrice est frappée de mort, l'ongle se détache, et il survient un onyx ulcéreux chronique. Les orteils peuvent être envahis en tout, ou en partie ; l'ulcère les dépouille de leur tégument, exfolie les tendons, détruit les ligaments, nécrose les os, et les phalanges peuvent ainsi tomber les unes après les autres.

Il est très-fréquent de voir des transportés, des Indiens et des nègres privés de quelques phalanges, d'un et de plusieurs doigts, et quelquefois même de tous, et, lorsqu'on leur demande la cause de cette mutilation, ils répondent presque toujours que ce sont des Chiques.

Il n'est pas rare de voir l'ulcère débuter au pourtour de l'ongle du gros orteil, dévorer cet appendice, et se porter ensuite sur le premier métatarsien. L'auteur a vu trois métatarsiens ainsi successivement envahis.

L'ulcération qui débute par les régions tarsienne et métatarsienne a paru, à M. Bonnet, moins grave que lorsque les orteils sont attaqués primitivement.....

L'ulcère ne produit pas seulement des désordres primitifs ; il est souvent la cause de difformités pouvant entraîner la perte ou la gêne des fonctions du membre (1). Quelquefois, à la suite de ces ulcères, dont la marche avait été arrêtée, M. Bonnet a observé des fistules incurables, entretenues par une lésion osseuse.

Moyens thérapeutiques. — L'extraction de la Chique est connue, à Cayenne, sous le nom d'*échiquetage*. Il existe, parmi les transportés de cette île, d'habiles échiqueteurs. Nous ne nous arrêterons pas à ce que dit l'auteur de

(1) Nous avons parlé, d'après les voyageurs, p. 73-76, des déformations du pied par suite d'accidents de Chiques, déformations qui, dans l'Amérique du Sud, ont fait donner le nom de *patta gorda* (gros pied) à ceux qui en sont affligés.   G.

l'échiquetage ordinaire, c'est-à-dire de l'extraction de l'insecte un à un, qui se pratique partout où il existe.

M. Bonnet désigne, sous le nom de *parasiticides*, divers moyens propres à détruire l'insecte sur place, tels que l'onguent mercuriel (1), l'alcool camphré, dont on arrose un cataplasme; la pulpe fraîche de manioc, moyen usité par les Indiennes et les négresses du pays (2). L'auteur, qui en a usé lui-même, dit que, de vingt-quatre à trente-six heures après son application, les insectes se trouvent morts à sa surface. On peut arriver au même but, selon l'auteur, par l'essence de térébenthine (3), la benzine, le chloroforme et l'acide phénique dilué. Nous en dirons autant du tabac en cataplasme ou sous forme de décoction (4). Ces divers moyens se rattachent tous au traitement que nous avons désigné sous le nom de *Traitement en masse ou par décollement*, et sur lequel nous nous sommes suffisamment étendu, p. 103-107. Rappelons seulement qu'il a pour but d'obtenir le décollement (du derme) de toute la surface épidermique occupée par des Chiques, lesquelles se retrouvent alors renversées sur elles-mêmes, offrant ainsi à nu leur face interne ou dermique, comme nous l'avons déjà dit, p. 131.

Nous avons vu également que ce mode de traitement s'obtient à l'aide des applications les plus douces, les plus inoffensives par conséquent, telles que le produit du

(1) Nous en avons usé sur nous-même à la Martinique (*Obs.* xii, p. 132-134).   (G.)

(2) Nous en avons parlé, p. 104, comme étant employé, de notre temps, à la Martinique et ailleurs.   (G.)

(3) Depuis longtemps usitée dans l'Amérique du Sud, et dont nous avons parlé, p. 102, d'après les voyageurs Leblond et d'Orbigny.   (G.)

(4) Son emploi contre la Chique remonte à une haute antiquité, et notre *Obs.* xii, p. 131-132, a pour sujet un nègre traité par le tabac en bain. Il va sans dire que, sous cette forme, le tabac peut donner lieu à des accidents graves.   (G.)

fruit de l'Otoba (1), dont nous avons parlé, p. **83-85** ;
la pulpe du corossol (2), un simple cataplasme émollient, etc., tous moyens qui n'agissent sur l'insecte qu'en
l'asphyxiant, par l'obturation de son ouverture d'entrée
dans les parties.

Moyens prophylactiques. — M. Bonnet énumère les
différents moyens dont se servent les indigènes, tout à la
fois pour éloigner les Chiques et pour les détruire lorsqu'ils en sont déjà atteints, moyens sur lesquels nous ne
reviendrons pas. Il recommande, avec raison, le coucher
suspendu dans un hamac, lorsqu'on doit se reposer dans
quelque lieu infesté de Chiques. A l'imbibition du sol, en
pareil lieu, avec de l'eau simple et surtout avec de l'eau
salée, déjà recommandée depuis longtemps, l'auteur
ajoute celle avec de l'eau de chaux ou de l'eau chlorurée.

M. Bonnet avait institué, à l'hôpital des transportés de
Cayenne, des infirmiers *échiqueteurs* qui, tous les matins,
sur une centaine de malades, retiraient de dix à douze
Chiques plus ou moins développées. M. Bonnet avait également institué, dans le même établissement, une puni-
tion consistant à priver de vin tout malade qui, porteur
d'une Chique, ne l'avait pas déclarée à l'échiqueteur. On
voyait, en effet, des malades qui, pour prolonger leur
séjour à l'hôpital, conservaient *précieusement* des Chiques,
et se procuraient ainsi des lésions plus ou moins graves.
C'était une pratique également usitée par les condamnés
du pénitencier, pour se faire admettre à l'hôpital. Les
uns et les autres payaient souvent d'une mutilation, *et*

____

(1) *Myristica otoba*, H. B. et Kunth. C'est une substance grais-
seuse, grisâtre, d'une odeur désagréable, comparable à celle du suif
rauce. Nous en avons vu des échantillons chez M. Triana, botaniste
de la *Nouvelle-Grenade*, connu par ses beaux travaux sur la FLORE
de sa patrie. (G.)

(2) *Obs.* XI, p. 130-131.

parfois même de leur vie, dit M. Bonnet, des manœuvres dont ils reconnaissaient trop tard la gravité.

L'auteur rapporte un nouvel exemple des grands ravages que peut exercer la puce pénétrante, — et c'est par là qu'il termine son travail sur cet insecte, — chez des individus qui, s'en trouvant atteints, vivent dans l'ignorance de la cause des accidents qu'ils en éprouvent.

Des Indiens coolies, engagés pour le compte de la compagnie aurifère de l'Approuage, débarquent à Cayenne dans le mois de décembre 1865. Tous étaient de fort beaux hommes, et de la meilleure santé. Après quelque temps de repos à Cayenne, ils sont dirigés sur les *placers,* ainsi qu'on appelle les lieux d'exploitation dans le pays. Ils y sont soumis à des travaux qu'on peut dire excessifs pour des hommes qui, comme eux, ne résistent pas, en pays sain (la Réunion, par exemple), à des travaux de simple culture. Aussi un grand nombre ne tarda pas à être atteint tout à la fois, et sur une grande échelle, de la fièvre paludéenne propre à ces contrées, et du parasitisme de la Chique. Beaucoup moururent de cette complication ; de 40 à 50 seulement furent envoyés à l'hôpital de Cayenne, où M. Bonnet fut appelé à leur donner ses soins. « C'est là, dit M. Bonnet, que je pus constater, « *de visu,* les désordres épouvantables que peut amener « le séjour prolongé du parasite dans la peau. Un certain « tain nombre de malades, porteurs d'ulcères énormes, « durent se résigner à supporter des opérations plus ou « moins étendues ; quelques-uns, chez lesquels la gangrène vint compliquer l'ulcère, succombèrent, et les « autres ne sortirent de l'hôpital qu'après y avoir fait un « long séjour (98). » Dans le court espace de six mois, le convoi dont nous parlons, composé d'hommes beaux et valides, se trouvait réduit au tiers de son effectif, ayant ainsi passé par les mêmes épreuves, ou à peu près, que ces pauvres Irlandais de Passoura dont nous avons parlé, page 6, d'après M. Niéger.

Planches.

Au nombre de deux, que nous reproduisons toutes deux, bien que la première fasse un double emploi avec les nôtres qui, pourtant, ne pourront qu'y gagner par les nouveaux points de vue sous lesquels les objets sont présentés. En outre, la figure 4, planche ɪ, représente une Chique femelle, de la variété dite, à Cayenne, *Chique d'eau,* et que l'auteur serait disposé à considérer comme une espèce nouvelle. « La Guyane « elle-même, dit M. Bonnet, possède une Chique dont la « conformation est si différente de la Chique ordinaire, « qu'on pourrait en faire une espèce particulière (p. 2). » Son incertitude, à cet égard, tient seulement à ce qu'il n'en a pas vu l'individu mâle. Quant à la planche ɪɪ, entièrement consacrée à la larve, elle était nécessitée par la description qu'en fait l'auteur, et que nous n'avions pu donner.

Explication des figures.

PLANCHE I.

Fig.   1. Patte de derrière et portion de queue d'un rat d'Amérique dans lesquelles sont des Chiques.

Fig.   2. Antenne d'une Chique.

Fig.   3. Femelle en liberté, c'est-à-dire avant son parasitisme, et où se voit la poche copulatrice (*U*).

Fig.   4. Femelle après plusieurs jours de parasitisme, c'est-à-dire passés dans la peau d'un animal.

Fig.   5. Œuf mûr tiré de l'ovaire, au même grossissement que la femelle nº 3, et où se voit le microphyle (*M*).

Fig.   6. Un des grands stigmates d'un demi-anneau d'une femelle, avec les trachées qui s'y rattachent.

Fig.   7. Un stigmate du mâle, avec une portion de trachée, porté au même grossissement que celui de la fig. 6.

Fig.   8. Tête de la femelle nº 4, vue de face ou par devant.

Fig.   9. Femelle parvenue à toute sa grosseur ou développement parasitaire, vue de face ou par devant, grossie quatre fois
seulement.

Fig. 10. Spermatophores.

Fig. 11. Spermatozoïde développé dans les Spermatophores, le tout
provenant de la poche séminale.

Fig. 12. Poche séminale (*receptaculum seminis*) dont le canal ou
conduit excréteur s'ouvre dans la poche copulatrice (*bur-
sula fecundatrix B*), laquelle poche communique,
d'une part, avec le conduit d'évacuation (*A*) de l'ovaire
géminé, et, d'autre part, avec la vulve (*V*), dont l'orifice
se voit en (*U*).

Fig. 13. Portion d'une trachée fort épaisse, de la femelle parasitaire.

Fig. 14. Autre portion d'une trachée encore plus épaisse, d'une femelle parasitaire, et dont la couche interne, primitivement épaissie en spirale, s'est transformée en un tissu
uniforme confondu avec la membrane externe et tenace
qui l'enveloppe.

PLANCHE II.

Fig.   1. Mâle à l'intérieur duquel se voit, par transparence, l'organe
de copulation durci par de la chitine.

Fig.   2. Partie postérieure d'un mâle dont l'organe copulateur est
projeté en dehors.

Fig.   3. Mâchoire (*M X*), avec le palpe maxillaire (*T*) de la mandibule
(*M D*), de la lèvre (*L*) et du menton (*K*), vue du côté interne.

Fig.   4. Le même organe vu du côté externe.

Fig.   5. Partie extérieure de l'appareil mâle, vu par-dessous. Les différentes parties dont il se compose ont été un peu écartées
les unes des autres par une légère pression.

Fig.   6. Les mêmes parties accompagnées des organes auxquels
elles sont attachées, et qui sont contenues dans l'abdomen.

Fig.   7. La lèvre inférieure vue en dessous ou inférieurement.

Fig.   8. La branche inférieure vue en dessus ou supérieurement.

Fig.   9. Mâle vu en dessus ou supérieurement.

Fig. 10. Partie antérieure de l'organe impair qui sert à piquer (le
dard), vue par-dessous ou inférieurement.

Fig. 11. Le même organe vu de côté.

Fig. 12. Pointe d'une mandibule, vue de l'extérieur.

Fig. 13. Les parties de la bouche, un peu écartées les unes des autres par la pression, mais conservant leurs rapports avec le pharynx (*O*), et une des glandes salivaires (*G*) qui vont s'y ouvrir, avec l'œsophage (*S*) et le canal intestinal (*D*).

Fig. 14. Le dard ou organe de piqûre, vu de côté.

PLANCHE III.

Fig. 1. Patte de chien dans laquelle sont des Chiques à divers états de développement.

Fig. 1 A. Aspect de la Chique le premier jour de sa perforation.

Fig. 1 B. Aspect des creux ou dépressions restant sur la peau après que l'insecte en a été retiré, du deuxième au troisième jour de son entrée.

Fig. 2. Chique extraite, de grandeur naturelle, vue par sa surface externe ou épidermique, au centre de laquelle est l'anus.

Fig. 2 A. La même grossie.

Fig. 3. Pareille Chique, de grandeur naturelle, vue par sa surface interne ou dermique.

Fig. 3 A. La même grossie.

Fig. 4. Pareille Chique, de grandeur naturelle, vue de côté, présentant l'abdomen dilaté par ses œufs, la tête et les pattes libres, l'anus à la partie postérieure et centrale.

Fig. 4 A. La même grossie.

Fig. 5. Pareille Chique grossie, vue par sa surface externe ou épidermique, et débarrassée de la membrane cellulaire qui l'enveloppait.

Fig. 6. Œufs qui, à partir de leur point d'origine, augmentent en grosseur au fur et à mesure qu'ils s'avancent vers l'extérieur, rangés en chapelet, et formant ainsi plusieurs groupes.

Fig. 6 A. Les mêmes œufs grossis.

Fig. 7. Insecte de grandeur naturelle.

Fig. 7 A. Le même grossi.

Fig. 8. La tête vue inférieurement, fortement grossie.

Fig. 9. *Forsta Skapnaden of loppans ungar* (première forme des petits de la Chique), dit Swartz.

Fig. 10. Disque d'épiderme de nègre, au centre duquel est l'ouverture ou entrée pratiquée par l'insecte pour son introduction.

Fig. 11. Face dermique de la masse parasitaire de l'insecte précédent, dont la tête, le corps et les pattes occupent le centre.

PLANCHE IV.

Fig. 1. Chique mâle, tête et rostre dégagés (grossissement, 25 diamètres). *a, a,* mandibules-scies. *b,* palpes labiaux. *c,* œil.
e, suçoir. *d,* palpes maxillaires. *é,* jabot. *f,* antenne.
g, thorax. *h,* ailes. *i,* trachées. *j,* stigmates. *k,* sac aérien
du 8ᵉ segment abdominal. *l,* pygidium. *m,* pince anale.
n, pénis et extrémité des valves péniennes ou ailerons.
o, levier pénien vu par transparence.

Fig. 2. Chique mâle (grossissement, 30 diamètres), organe génital
érigé. *f,* pénis. *g,* ailerons au nombre de quatre. *o,* levier
pénien. *u,* canaux spermatiques ou éjaculateurs. *v,* réservoir infundibuliforme du fluide séminal. *p,* hanche
h, trochanter. *q,* cuisse. *r,* jambe. *s,* tarse. *t,* onglets.

Fig. 3. Chique femelle (grossissement, 29 diamètres).

Fig. 4. Chique femelle, variété de forme dite Chique d'eau
(grossissement, 33 diamètres).

Fig. 5. Chique femelle fécondée (grossissement, 25 diamètres).
Les six derniers anneaux sont refoulés vers l'anus.

Fig. 6. Chique femelle fécondée, au troisième jour de son introduction dans la peau (grossissement, 10 diamètres).

Fig. 7. Splanchnologie de la Chique (grossissement, 41 diamètres).
a, suçoir. *b,* jabot vésiculeux. *c,* œsophage. *d,* ventricule
chylifique. *e,* tubes ou glandes salivaires. *j,* intestin
grêle. *f,* gros intestin. *k,* cordon nerveux. *g,* canal dorsal.
i, h, tubes sanguins. *l, m,* système respiratoire.

Fig. 8. Sac de la Chique le cinquième jour de sa pénétration sous
la peau (grossissement, 5 diamètres). *a,* tête, thorax et
pattes de la Chique. *b,* empreinte cordiforme, servant de
points d'attache à de nombreux muscles. *c, c,* canal digestif. *d, d, d,* œufs. *e,* anus.

Fig. 8'. Cloaque de la Chique femelle et organes y aboutissant.
a, cloaque. *b,* terminaison du tube digestif. *c,* glandes
anales. *d,* oviductes. *e,* pygidium. *f,* trachées. *g,* rayons
de nature cornée servant à maintenir l'anus béant.

Fig. 9. A, œuf (grossissement, 16 diamètres). B, œuf renfermant
une larve repliée en deux. C, division ultime de l'oviducte
renfermant des œufs d'autant moins développés qu'on les
examine plus près de l'extrémité terminale.

Fig. 10. Larve (grossissement, 36 diamètres). — Splanchnologie.
a, œsophage. *b,* ventricule chylifique. *c,* intestin grêle.
d, gros intestin. *e,* canal dorsal. *f, f,* corps graisseux.

PLANCHE V.

Fig. 11. Tête de la larve (grossissement, 145 diamètres). *a*, antennes. *b*, charpente cornée de la lèvre supérieure. *c*, lèvre inférieure. *d*, lèvre supérieure. *e*, palpes labiaux. *f*, mandibules. *g*, corps glandiforme de l'antenne. *h*, tige cornée sur laquelle s'articule le maxillaire. *i*, tige cornée servant de pivot d'insertion à des muscles. *j*, crochets de nature cornée, servant à la propulsion. *k*, poil. *l*, tige de l'antenne.

Fig. 12 A, cocon renfermant la chrysalide (grossissement, 9 diamètres). B et C, chrysalides à des degrés divers de développement (grossissement, 25 diamètres).

Fig. 13. Chrysalide (grossissement, 23 diamètres); métamorphose presque complète.

Fig. 14 1, détails anatomiques de la tête (grossissement, 47 diamètres). *a*, chaperon. *b*, arceaux thoraciques écartés les uns des autres, pour laisser voir les diaphragmes membraneux incomplets, au nombre de 3, dont la série est complétée par celui de la tête. *c*, mandibule. *d*, suçoir. *e*, palpes labiaux. *f*, palpes maxillaires. *h*, antenne. *j*, membrane formant les 3/4 supérieurs de la base du segment céphalique. *i*, œil. 2, section d'une arête de mandibule, vue avec un grossissement de 600 diamètres, permettant de voir la disposition des dentelures.

Fig. 15 A, mandibule (grossissement, 86 diamètres). *a*, maxille du palpe maxillaire *b* (grossissement, 83 diamètres). *c*, mandibules avec : *d*, son pivot articul. (grossissement, 86 diamètres); *e*, suçoir (grossissement, 75 diamètres); *f*, massue ou 4ᵉ pièce de l'antenne.

Fig. 16 *a*, palpe labial vu de haut en bas. *d*, menton. *b*, palpes. *d'*, menton vu de profil. *c*, mandibule et palpe maxillaire du même côté, unis l'un à l'autre. *b*, antenne (grossissement, 135 diamètres). 1, œil. 2, 1ʳᵉ pièce ou pièce à pivot. 3, 2 pièces à piquants. 4, pièce terminale de l'antenne, ou massue. 5, pli oblique. 6, six rayons inégaux et parallèles. 7, tige de la pièce terminale ou 3ᵉ pièce, formée de 4 roudelles articulées.

Fig. 17 A, mésosternum et les 2 hanches (grossissement, 57 diamètres); B, arceau supérieur d'un anneau thoracique.

Fig. 18 1, prosternum et ses 2 hanches (grossissement, 28 diamètres); II, anneau métathoracique avec les ailes et l'écusson (grossissement, 47 diamètres). C, arceau supérieur. G, métasternum. D, écusson. E, grande aile. F, petite aile. H, hanche. I, trochanter. III, corps piriforme (grossissement, 58 diamètres).

Fig. 19. Derniers anneaux de l'abdomen de la Chique femelle. *a*, gros intestin. *b*, intestin grêle. *c*, glandes (probablement celles de Malpighi, ou tubes urinaires). *d*, ovaire. *e*, oviducte. *j*, conduit allant de l'oviducte à la face convexe de l'ovaire. *i*, anus et cloaque. *h*, pygidium. *g*, sac aérien du 8ᵉ anneau abdominal. *f*, *f*, stigmates et sacs aériens infundibuliformes.

Fig. 20. A, organe génital mâle (grossissement, 51 diamètres). *a*, tige ou levier pénien. *b*, tige cornée destinée à maintenir, dans des rapports fixes, le réservoir spermatique et les canaux déférents et éjaculateurs. *c*, réservoir du fluide séminal. *d*, *d*, *d*, *d*, testicule et ses lobes. *e*, canal déférent. *f*, *f*, canaux spermatiques. *l*, *l*, *l*, fibres musculaires rubanées. *g*, renflement terminal olivaire armé d'un crochet. *j*, corps caverneux, pénis. *k*, urètre. *i*, *i*, ailerons droits. *h*, *h*, ailerons biarticulés. B, pénis et ses 4 valves ; les 2 supérieures sont fléchies dans leur articulation. C, pince anale et génitale (grossissement, 46 diamètres).

NOMS DES AUTEURS CITÉS,

AVEC LA DATE DE LEURS PUBLICATIONS.

(Extrait de la bibliographie devant terminer ce travail, et supprimée à raison de son étendue.)

Oviedo y Valdes (Gonzalo-Fernandez de), 1526. — Hans Staden de Hombourg, 1557. — André Thévet, 1558. — Jérôme Benzoni, 1565. — Clerigo de Gomara, 1569. — Jean de Léry (*Lerius*), 1578.—Robert Tomson, voyageur en 1555 (*Collection Hakluyt*), 1598. — Johannes Heurnius, vers 1600. — Claude d'Abbeville, 1614. — Antonio de Herrera, 1601-1615). — Le capitaine Leick et plusieurs autres voyageurs (dans

Sam. Purchas his Pilgrimes), **1625**. — Johannes de Laet, **1633**. — Le P. Jacques Bouton, **1640**. — Guillaume Piso et Marcgraft de Liebstad, **1648**. — Mathias Dupuis, des Frères prêcheurs, **1652**. — Maurille de Saint-Michel, religieux carme, **1653**. — Le P. Jean-Baptiste du Tertre, **1654**. — C. de Rochefort, **1658**. — Antoine Biet, prestre, **1664**. — Le R. P. Raymond Breton, **1664**. — Richard Ligon, **1673**. — Fray Francisco de Tauste, **1680**. — Wilh. Joh. Muller (*Miscellanæ curiosorum*, etc.), **1690**. — Othon Heurnius, fils de Johannes Heurnius (*Biblioteca medico pratica Mangeti*, art. *Ton*), **1698**. — Le P. Feuillée, **1714**. — Frézier, **1716**. — Durret, **1720**. — François Coreal, **1722**. — Le P. Jean-Baptiste Labat, **1722**. — Hans Sloane, **1725**. — Fr. Gregorio Garcia, **1729**. — Chevalier Desmarchais, **1731**. — Anonyme (*Acta physico-medica naturæ curiosorum*, etc.), **1733**. — Pierre Barrère, **1743**. — Lesser, **1745**. — Robert Smith, **1745**. — Joseph Gumilla, **1745**. — Auguste-John de Rosenhop, **1746**. — Don Antonio de Ulloa et Don Juan, **1748**. — Patrice Brown, **1756**. — Bellin, **1763**. — *Gaz. Salut.*, XVII, et *Encyclopédie* ou *Dictionnaire raisonné des sciences, des arts*, etc., art. *Ton*, **1765**. — Carl Linné, **1767**. — Édouard Bankroft, **1769**. — *Letters from a Gentleman*, **1769**. — J. J. Hartsinck, **1770**. — Marc Catesby, **1771**. — Chappe d'Auteroche, **1772**. — Anonyme (*Berlinische Sammlungen*, t. V), **1773**. — Nicolson, **1775**. — Valmont de Bomare (*Dictionnaire d'histoire naturelle*, art. *Pou de Pharaon, Talpier, Tom, Tunga*), **1775**. — Bajon, **1778**. — Caulin, **1779**. — Clavigero, **1780**. — Abbate Molina, **1782**. — Martino Dobrizhoffer, **1784**. — Anonyme en **1727**, cité par G. R. Broehmer (*Bibliotheca scriptorum historiæ naturalis*), **1786**. — Leblond, **1786**. — Le même, **1813**. — Olaus Swartz, **1788**. — Meyer, **1790**. — R. D. von Rodschied, **1796**. — Le capitaine J. G. Stedman, **1799**. — Pierre Campet, **1802**. — Don Felix de Azara, **1809**. — Southey, **1810**. — Baron Percy (*Dictionnaire des sciences médicales*, art. *Chique*, t. V), **1813**. — Ludwig Oken, **1815**. — Jean Mawe, **1816**. — Georges Cuvier, **1816**. — Guérin-Méneville (*Iconographie du règne animal de Cuvier*, pl. Il), **1830**. — Von Sach, **1821**. — A. de Humboldt et A. Bonpland, **1822**. — W. Kirby et W. Spence, **1822-1828**. — Constant Duméril, **1823**. — Turpin et Duméril, **1826**. — Auguste de Saint-Hilaire, **1830**. — Le même, **1833**. — Le même, 1848. — Victor Audouin (*Dictionnaire classique d'histoire naturelle*, art. *Chique*, t. IV), 1823. — Léon Labat, 1830. — J. B. Spix et F. Ph. Martius, 1831. — I. E. Pohl et V. Kollar, 1832. — J. R. Rengger, 1832. — Le même (*Faunus von Gistel*), 1835. — Alcide d'Orbigny, 1835. — Antoine Dugès, 1836. — Charles Waterton, 1836. — W. E. Shuckard, 1836. — Wollmar (*Faunus von Gistel*), 1837. — Will. Sells, 1839. — Le révérend Lansdow Guildin (*Manuscrit*), 1840. — John-Obadiah Westwood, 1840. — Le même, 1845. — Georges Levacher, 1840. — J. F. X. Sigaud, 1844. — Walkenaer, 1844. — Justin Goudot, 1845. — Tschudi, 1846. — Sir Rob. Shomburgk, 1847. — Hip. Lucas (*Dictionnaire universel des sciences naturelles*, article *Puce*, t. X), 1847. — Eberh. Munk von Rosenschoeld, 1849. — H. C. Burmeister, 1853. — Le même (dans le *Lotos*), 1854. — Jules Niéger, 1858. — Paolo Montegazza, 1858. — Paul Gervais et J. van Beneden, 1859. — Martin de Moussy, 1860. — Cavaroz, 1862. — Moquin-Tandon 1863. — Vizy, 1863. — Brassac, 1865. — Paul Marcoy, 1866. — Hermann Karsten, 1866.—Louis-Léon Gage, 1867. — Louis Figuier, 1867. — G. Bonnet, 1867.

Dans nos recherches sur les voyageurs qui mentionnent le *Rhynchoprion penetrans*, nous nous sommes attaché aux plus anciens d'abord, puis à ceux qui en parlent avec quelque détail. Nous avons passé sous silence les pathologistes de notre époque, en France et à l'étranger, qui n'en parlent que d'après les voyageurs. Les noms que nous venons de citer ne représentent donc pas tous les auteurs qui se sont occupés du *Rhynchoprion penetrans;* ils en représentent, pourtant, le plus grand nombre.

Un mot seulement sur ceux d'entre eux qui ont fourni quelque donnée utile, soit scientifique, soit pratique :

OVIEDO Y VALDES. — Le premier historien de l'insecte, — comme il l'est aussi du nouveau monde, — nomme l'insecte *Nigua*, laquelle *Nigua* donna son nom à un des premiers établissements fondés dans l'*Isla Espagnola*. « *Nigua*, fort « riche, a prins son nom de la maudiste beste qui entre es « pieds. »

Les successeurs d'Oviedo ont peu ajouté à ce qu'il a dit de l'insecte; ils en reproduisent même l'erreur, d'abord émise par lui, de la reproduction de l'insecte sur le sujet même où il s'est introduit et développé.

HANS STADEN.— Nomme l'insecte *Attum*, nom qu'on ne rencontre dans aucun autre voyageur. C'est sans doute une altération du mot *Ton* ou *Tom*, nom de l'insecte au Brésil.

JÉRÔME BENZONI. — « De ma part, lorsque j'étais au Pérou, « en la province du Vieux Port, je me suis vu une telle quantité « de ces Niguas là dedans les pieds..... »

TOMSON. — « Ils font enfler les pieds (*Worms*, les petits vers) « de manière qu'ils deviennent aussi gros que la tête d'un « homme... Plusieurs de nos hommes en sont morts à la prise « de Porto-Rico. »

JOHANNES HEURNIUS (le père). — Appelait l'insecte *une idée d'animal*, eu égard à sa petitesse. C'est à son fils Othon, comme lui professeur à Leyde, qu'on doit la première *Observation particulière* (1637) sur les accidents produits par l'insecte.

ANTONIO DE HERRERA. — Donne ce détail thérapeutique que, la nuit, on peut extraire l'insecte à la lumière que projette le *Cucuyo*, le *Pyriphorus strabus* des naturalistes. C'est cet insecte qui a été vu, vivant et lumineux, dans la séance de l'Académie des sciences du 16 septembre 1864.

CAPITAINE LEICH. — On lui doit la connaissance du procédé thérapeutique, procédé barbare, que nous avons désigné sous le nom de *procédé par brûlure*.

JOHANNES DE LAET. — Parle de l'emploi de lits suspendus (hamacs) pour préserver, des attaques de l'insecte, des chiens récemment importés d'Europe.

PISO et MARCGRAFT DE LIEBSTAD. — Entrent dans de grands détails sur les accidents produits par l'insecte.

LE P. DU TERTRE. — Signale l'existence de l'insecte chez le singe, chez différents autres mammifères et chez le pigeon.

HANS SLOANE. — « Les Chegoes sont attachés au derme de « même qu'une racine, par le moyen de vaisseaux. » L'auteur désigne ainsi notre *tissu ou membrane placentaire*, qui joue un rôle si important, et dans la physiologie parasitaire de l'insecte, et dans la thérapeutique des accidents qu'il produit.

GREGORIO GARCIA. — « La *Nigua*, que es como arador. » Nous avons dit un mot sur le dernier, p. 56.

Anonyme de 1733. — Le premier qui ait porté son attention sur la si remarquable circulation de l'insecte parasitaire.

Robert Smith. — « J'ai pu observer des poils existant, çà et « là, sur différents points de l'insecte. » Ces paroles semblent indiquer la larve déjà signalée, vers le milieu du xvie siècle, par un voyageur au Pérou, qui dit que l'insecte se transforme, à la fin, en *vers comme ceux qu'on trouve dans les avelines.* (Samuel Purchas, t. IV, p. 1365.)

Joseph Gumilla. — Préconise, on ne peut plus, le fruit du *Myristica otoba*, et comme moyen préventif, et comme moyen curatif, mais finit par dire, *avec vérité*, que bien d'autres moyens possèdent la même efficacité.

Antonio de Ulloa.—« Ainsi complétement dégagée (la Nigua « qu'on extrait), et après en avoir détaché quelques racines qui « l'attachent solidement à la peau.... » Par ces dernières paroles, il faut entendre notre *tissu ou membrane placentaire*, déjà entrevu par Sloane, comme nous l'avons vu plus haut, et sur lequel nous reviendrons encore.

Ulloa est le premier qui ait signalé : 1° le porc comme l'animal le plus souvent infesté par l'insecte ; 2° le gonflement des glandes fémorales comme une conséquence de la présence de l'insecte au pied ; 3° le tétanos comme pouvant résulter de la simple exposition, à l'air, d'une partie venant d'en être le siége ou la demeure.

Patrice Brown. — Pour lui, le Chegoe est un *Acarus* qu'il place avant la mite du fromage, dans ses *Tables systématiques des animaux de la Jamaïque.*

Carl Linné. — Classe l'insecte, après Rollinger, dans le genre *Pulex*, mais *avec incertitude*.

Marc Catesby.—Décrit l'insecte et reproduit la figure qu'en donne Linné, en y ajoutant celle d'un œuf. « Le Chegoe, dit « l'auteur, peut occasionner des accidents graves et même la « mort. » On lui doit l'observation de l'insecte à Nassau (île de la Providence), sur le gouverneur même des îles Bahama. Nassau est située par les 25° 41' 33" de latitude nord, et c'est, jusqu'à présent, la latitude la plus élevée où l'existence de l'insecte ait été constatée dans l'Amérique septentrionale.

Chappe d'Auteroche. — Signale la déformation du pied par suite de la pénétration fréquente de l'insecte dans cette partie.

Il signale aussi le tétanos comme pouvant résulter de l'oubli de clore l'ouverture provenant de son extraction.

Abbate Molina.—Signale l'existence de l'insecte à Coquimbo, encore appelée La Serena (Chili du nord), située par les **29″ 54′ 10″** de latitude nord. C'est la latitude la plus sud où l'Insecte ait encore été observé, non-seulement sur la côte occidentale de l'hémisphère austral, mais aussi sur la côte orientale.

Martino Dobrizhoffer. — Nomme les animaux sur lesquels l'insecte a été observé, et entre dans de grands détails sur les ravages qu'il produit. Sans nul doute, l'auteur, en ce point, a quelque peu rembruni le tableau.

Leblond.— A observé l'insecte à la hauteur de Santa-Fé-de-Bogota, dont l'altitude est de **2,661** mètres, observation renouvelée depuis, et par Justin Goudot, le docteur Roulin, le botaniste Triana, et par d'autres encore.

Nous avons établi, page **12**, que l'altitude à laquelle s'élève l'insecte varie selon la distance de l'équateur. Aux exemples que nous en avons donnés, pour l'Amérique du Nord, joignons celui offert par le Guanajunto, où l'insecte est inconnu (Alfred Dugès). Or, le Guanajunto, dont l'altitude est de **2,084** mètres, se trouve compris entre le 20ᵉ et le 21ᵉ degré de latitude nord. Par 1 degré de latitude, latitude également nord, l'insecte s'élève jusqu'à **3,100** mètres, qui est l'altitude de Tuquerres, population au nord-est de Quito.

Ajoutons, pour des études à venir, sur le même sujet, que la Chique et la puce ordinaire se rencontrent ensemble dans l'Amérique du Nord, savoir : 1° à Saint-Augustin (grande *hacienda*, au pied du volcan Atitlan), situé par les 15° 41′ de latitude, et dont la hauteur est de 610 mètres ; 2° à Coban (dans la haute Verapaz), situé par les 14° 56′ de latitude, et dont la hauteur est de 13,28 mètres ; 3° à Guatemala (capitale de la république du même nom), située par les 14° 36′ de latitude, et dont la hauteur est de 1,528 mètres. Ces détails sont dus à M. Bocourt, déjà cité, pages 105 et 114 du Mémoire.

Olaus Swartz. — « L'insecte, — parlant du point dermique « où il s'est fixé, — est établi dans le fond, ayant la tête et les « pieds maintenus par un fil délié. » L'auteur désigne ainsi notre *tissu vasculaire ou corps placentaire*, sans plus en soupçonner la nature que ses prédécesseurs, Sloane et Ulloa.

Il donne une nouvelle description de l'insecte, et parle de la chrysalide en ces termes : « Après avoir retiré le sac avec soin, « (la masse parasitaire), si on l'ouvre ensuite, on aperçoit une infi- « nité de petits corps ou corpuscules qui, dès que leur enve- « loppe se brise, remuent et prennent, très-vite, la forme de la « mère. » Nous avons reproduit, pl. iii, la figure qu'il donne d'un de ces corpuscules, qui est bien une chrysalide. On ne comprend pas qu'il ait vu la chrysalide sans en avoir vu la larve. Il est le seul voyageur qui parle du procédé thérapeutique que nous avons désigné sous le nom de *procédé par flagellation ou fustigation.*

Von Rodschied. — A émis cette grave erreur que l'insecte serait vivipare.

Capitaine Stedman. — La mort peut être la suite des graves accidents produits par l'insecte.

Félix de Azara. — Fixe au 29ᵉ degré de latitude le point où l'insecte peut s'étendre dans l'Amérique méridionale, évaluation confirmée par les plus récentes observations. Nous avons établi en son lieu que, dans l'Amérique septentrionale, l'insecte ne s'étend pas plus loin, en latitude, que dans l'Amérique méridionale : dans l'une comme dans l'autre, en effet, il reste en deçà du 30ᵉ degré de latitude.

Ludwig Oken. — Créateur du genre *Rhynchoprion* (bec en scie), que nous n'avons adopté qu'à regret, à raison de la longueur et du peu d'euphémisme du mot.

Guérin-Méneville. — Détails anatomiques importants, avec une excellente figure de l'insecte.

De Humboldt et Bonpland. — Signalent le grand nombre de *Niguas* et de *Mosquitos* à] la mission de Curiquima (sur l'Orénoque), à l'époque des grandes eaux. Selon les mêmes voyageurs, la *Nigua* est multipliée de 1,000 à 2,000 mètres d'altitude, région des fougères arborescentes ; elle y serait même plus multipliée que dans la plaine, ce qui est contestable. Nous pensons même que la région maritime est essentiellement la patrie de l'insecte.

Constant Duméril et Turpin. — Article très-précis sur l'insecte, tant sur l'insecte lui-même que sur son parasitisme.

Auguste de Saint-Hilaire. — Il importe de ne pas confondre ce qu'il dit de l'insecte à l'état de liberté, et qui est commun aux deux sexes, avec ce qu'il dit de l'insecte à l'état de parasitisme. L'auteur parle de l'insecte dans ses trois Voyages au Brésil.

Spix et de Martius. — Signalent à leur tour, comme Ulloa, le gonflement des glandes fémorales comme conséquence de la présence de l'insecte au pied.

Pohl et Kollar. — Ont donné la plus grande impulsion à l'étude anatomique de l'insecte, par l'examen microscopique qu'ils en ont fait. Leurs recherches ont porté sur des individus qui infestaient les pattes d'un chien.

J. R. Rengger. — « Que si on laisse, dans la peau, l'insecte « ou corps parasitaire, il croît et atteint, au bout de quinze jours, « la grosseur d'un pois..... Alors l'épiderme sous lequel il se « trouve s'amincit de plus en plus, étant comme absorbé par la « continuelle pression qu'il en éprouve; il se rompt même dans « le pourtour de sa base, qui s'en trouve ainsi dénudée. La nature, « en même temps, cherche à s'en débarrasser, à l'instar de tout « autre corps étranger, en le rejetant au dehors. D'où résulte que « celui-ci s'élève de plus en plus sur le derme, en tendant à s'en « détacher; il s'en détache, enfin, tout à fait, à la moindre se- « cousse ou au plus léger frottement qu'il éprouve, de la part « de quelque agent extérieur. Quelques jours après s'être ainsi « détaché, il s'ouvre au point où est l'ombilic (anus), et il en « sort des larves qui se sont développées dans les œufs. Ces « larves sont blanches et presque aussi grosses que celles de la « puce ordinaire. Après s'être agitées assez vivement, elles « tombent sur le sol, et se cachent aussitôt dans le sable, ou « dans la poussière qui s'y trouve. »

Après des détails si précis, on s'étonne que l'auteur ait pu prendre, comme il l'a fait, pour autre chose que l'abdomen même, la poche qui contient les œufs, et qu'il désigne sous le nom de *bursicule* ou *boule* blanche. Ses bonnes observations sur le développement progressif du parasite n'en restent pas moins.

On doit encore à Rengger d'autres observations importantes, physiologiques et médicales.

Alcide d'Orbigny.— L'observation, déjà faite, de la distinction à établir entre les attaques de l'insecte à l'état de liberté, et ses attaques à l'état parasitaire, se représente ici. L'auteur appelle l'attention sur la marche particulière aux individus qui ont eu de fréquentes atteintes de l'insecte au pied. Ces individus, dont le pied est plus ou moins hypertrophié et déformé, sont connus, dans l'Amérique méridionale, sous le nom de *Pata gorda*, Gros pied.

Antoine Dugès. — On lui doit des détails anatomiques importants.

Georges Levacher. — A traité, très-méthodiquement, des accidents produits par l'insecte.

Justin Goudot. — Admettait deux espèces de *Nigua*, fondées sur des caractères que nous ne trouvons indiqués nulle part. Cette opinion, comme il a déjà été dit, tendrait à être partagée par MM. Karsten et Bonnet. Elle avait d'abord été émise par Joseph de Jussieu, le voyageur. Des deux espèces qu'il admettait, l'une était de la *couleur de la Puce ordinaire*, et l'autre *jaunâtre et venimeuse*. Aujourd'hui, sans doute, il serait oiseux de s'arrêter à une pareille distinction.

Martin de Moussy — a observé l'insecte, et sur lui-même, en différents lieux de la confédération argentine, savoir : à Oran, par les **23° 71'** de latitude; à Mburacaya, par les **28° 20'** de latitude; et à San-Borja (sur l'Uraguay), par les **28° 40'** de latitude. Cette dernière latitude est la plus sud où l'existence de l'insecte .ait encore été constatée, sur la côte orientale de l'hémisphère austral.

On doit encore, au même voyageur, l'observation d'un cas de tétanos produit par l'insecte, à Bella-Vista, situé par les 28° 30' de latitude sud.

Brassac. — Observations médicales importantes et méthodiquement exposées.

Paul Marcoy. — Signale la grande quantité de Chiques et de moustiques à Loretto, dernière possession du Pérou dans le Sud.

Hermann Karsten. — A fait faire les plus grands pas à l'histoire naturelle de l'insecte, et par l'étude microscopique qu'il a faite de ses différentes parties, et par les figures qu'il en a données.

L. L. Gage. — Rapporte le cas de deux *Pulex penetrans*, cas qui s'est présenté à Paris, et que nous avons observé avec lui et notre jeune et éminent confrère M. Laboulbène.

G. Bonnet. — Après avoir poussé, très-loin, l'étude anatomique et physiologique de l'insecte, il en a observé toutes les métamorphoses, depuis l'état d'œuf jusqu'à celui d'insecte parfait. De plus, il a produit le fait, bien inattendu sans doute, de la ponte de l'insecte après sa séparation complète du sujet sur lequel il s'était implanté et développé. Les œufs qui en proviennent, à moins qu'ils ne soient trop éloignés de leur maturité, n'en donnent pas moins des larves qui continuent ainsi les métamorphoses, à cette condition, toutefois, qu'à leur naissance, elles se trouvent en rapport avec la mère dont les restes ou débris servent à leur première alimentation. C'est cette ponte ou sorte de ponte de M. Bonnet, que nous avons désignée sous le nom de *ponte par avortement,* alors les œufs n'ayant pas encore atteint leur entière maturité, et aussi sous le nom de *ponte post mortem,* alors l'insecte-mère ne tenant plus au sujet sur lequel il puisait sa nourriture. Cette ponte, pourtant ; cette ponte, pour me servir de l'expression de M. Bonnet, n'en est pas moins celle qui assure *le plus* la conservation de l'espèce : sans elle, en effet, l'espèce courrait risque de s'éteindre, ce qui, sans doute, quelque nuisible qu'elle soit pour d'autres, n'entrerait pas dans les vues de la nature. C'est une de ses merveilleuses prévoyances !...

ERRATA.

Page 2 et ailleurs, *au lieu de* Chego et de Chegoë, *lisez* Chegoe.

Page 4, note 1, *au lieu de* 1525, *lisez* 1535.

Page 5, *au lieu de* Cooper et de Fevre, *lisez* Coppier et Lefebvre.

Page 9, *au lieu de* Copiapo, *lisez* Copiaco.

Page 14, *au lieu d*'Aguadilla, *lisez* Aguadilla (Porto-Rico).

Page 19, *au lieu de* V. DESCRIPTION, *lisez* IV. DÉTERMINATION ou
CLASSIFICATION (page 109-115).

Page 38, 4ᵉ ligne, *au lieu de* la dernière paire, *lisez* les deux dernières paires.

Page 68, *au lieu de* VIII, *lisez* III.

— note 2, *au lieu de* 1493, *lisez* 1492.

Page 93, au mot Otoba. Comme il a été dit plus loin, page 170, ce
n'est pas la fleur de l'arbre, mais le fruit qui donne
l'Otoba.

Page 104, *au lieu de* Corrossol et Corrossolier, *lisez* Corossol
et Corossolier.

Page 105, note 1, *au lieu de* 673 mètres, *lisez* 1360 mètres.

Même page et même note, *au lieu de* 14 à 1,500 mètres, *lisez*
1,528 mètres.

TABLE DES MATIÈRES.

Paris. — Imprimerie de madame veuve Bouchard-Huzard, rue de l'Éperon, 5.

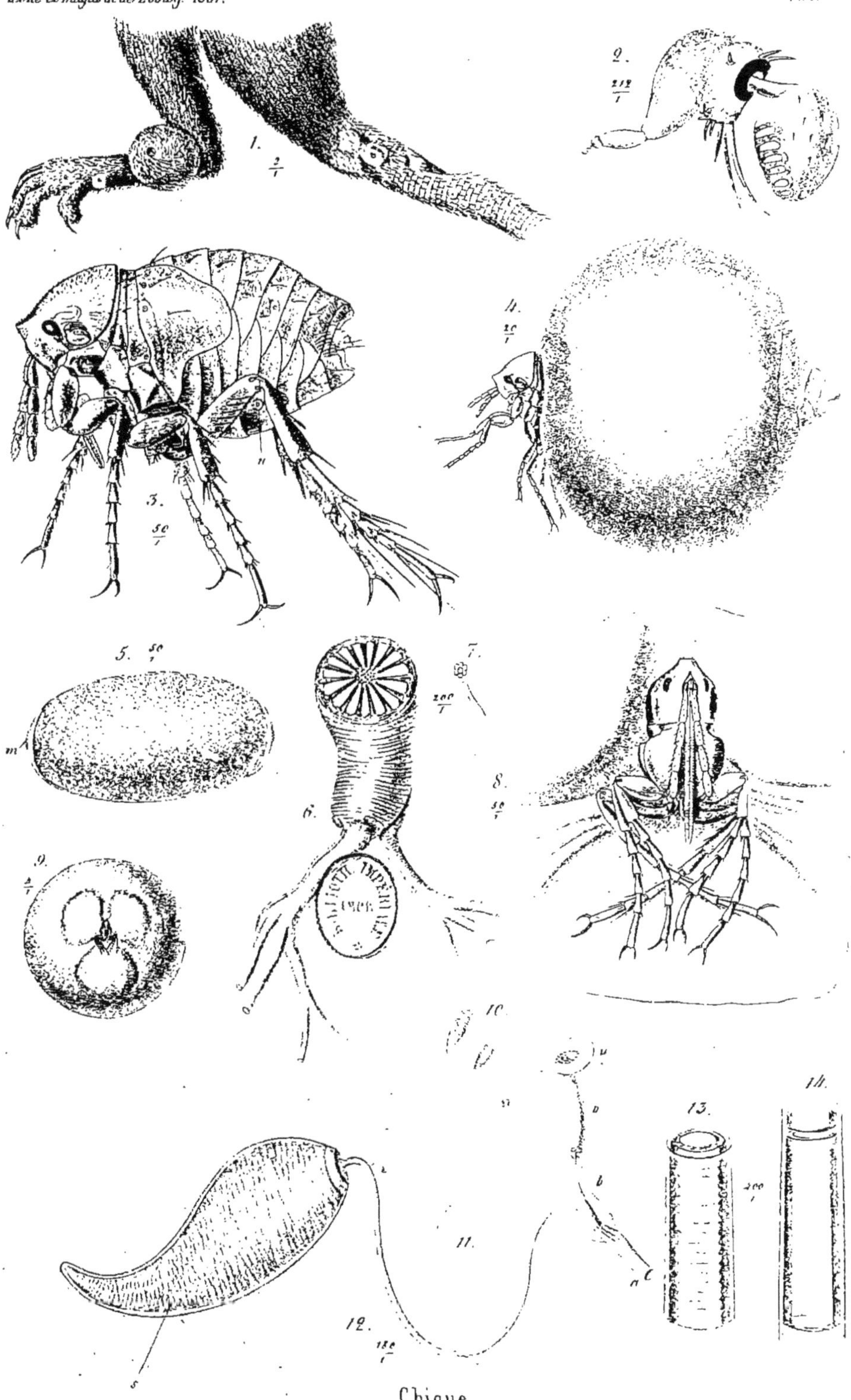

Chique.

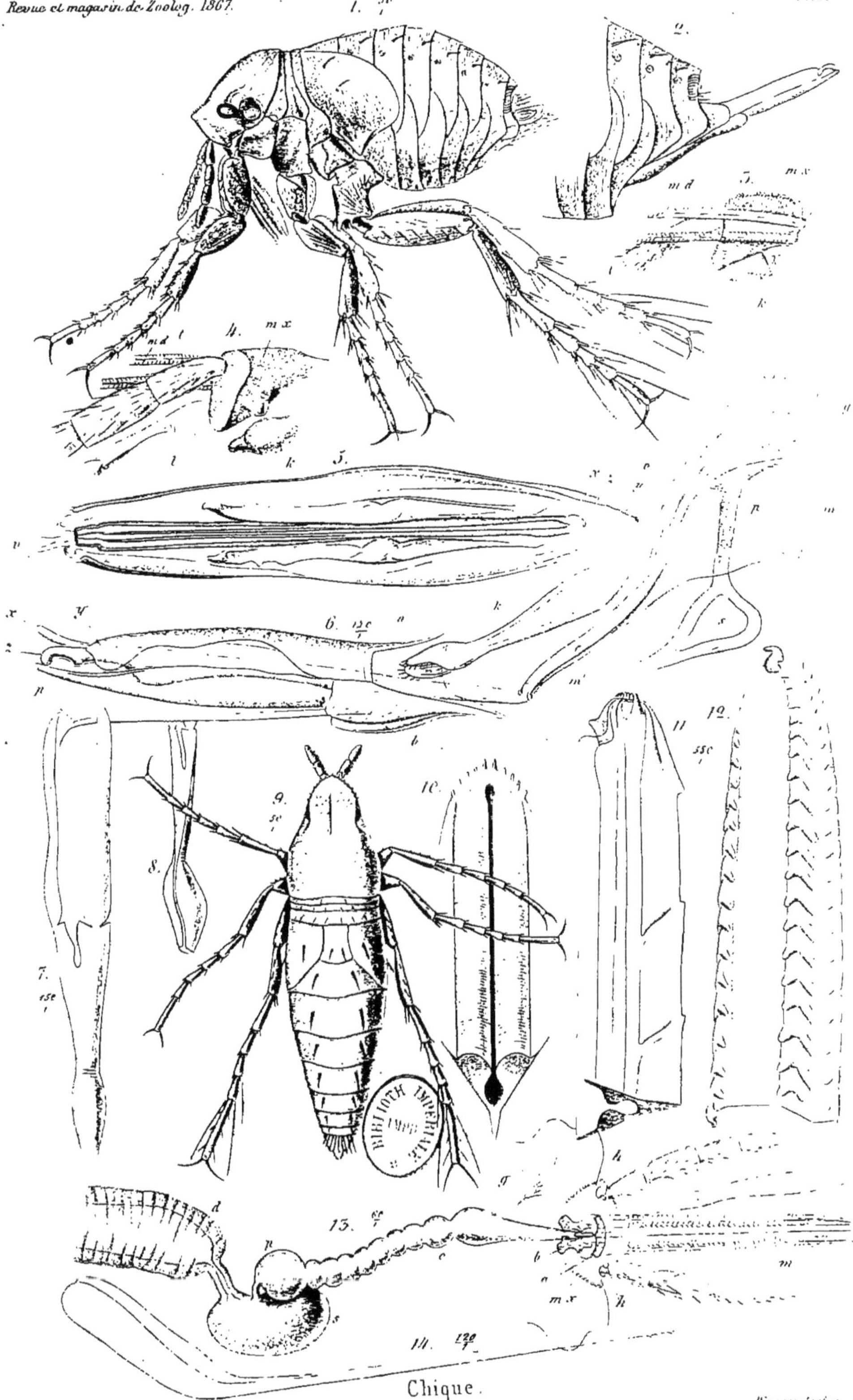

Chique.

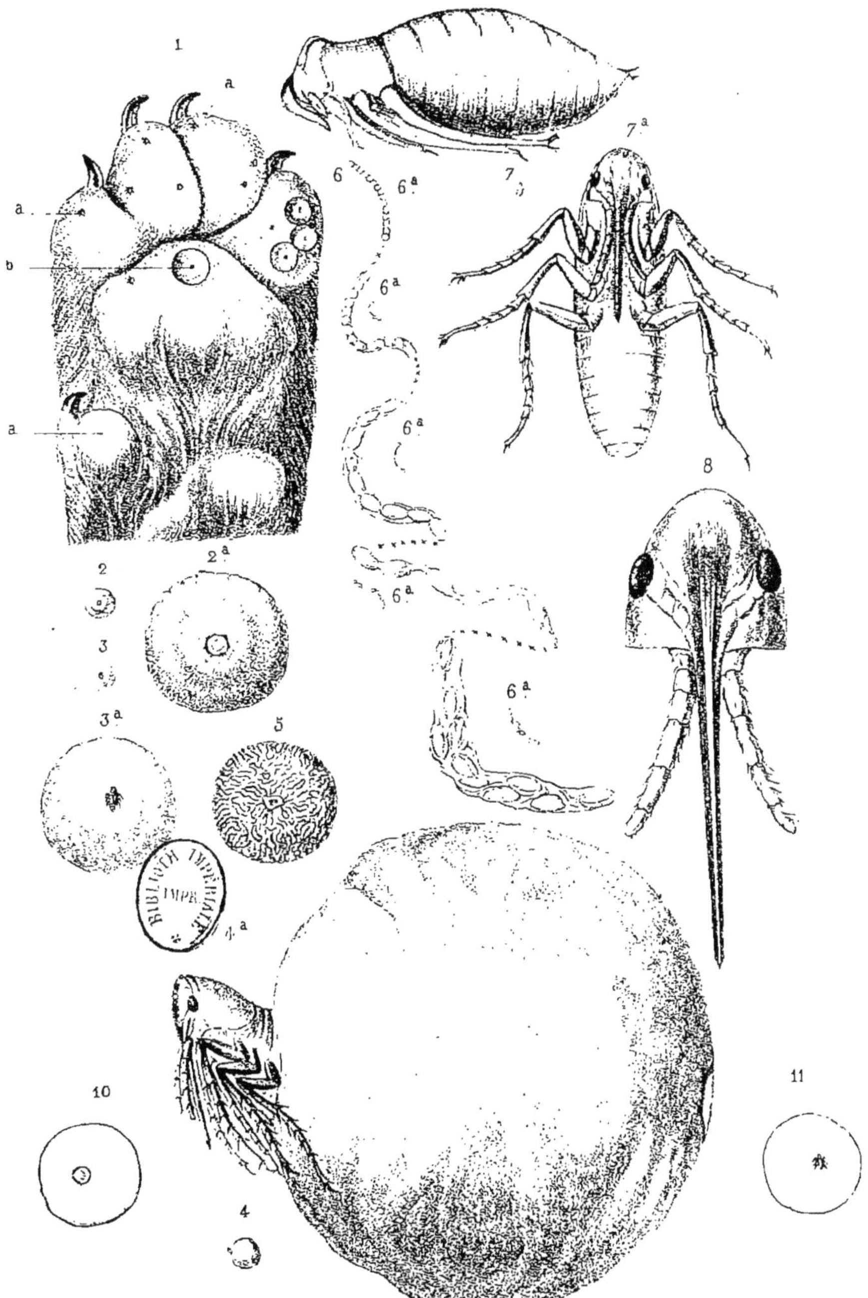

Bourgeois del.

Imp. Becquet, Paris.

Chique.

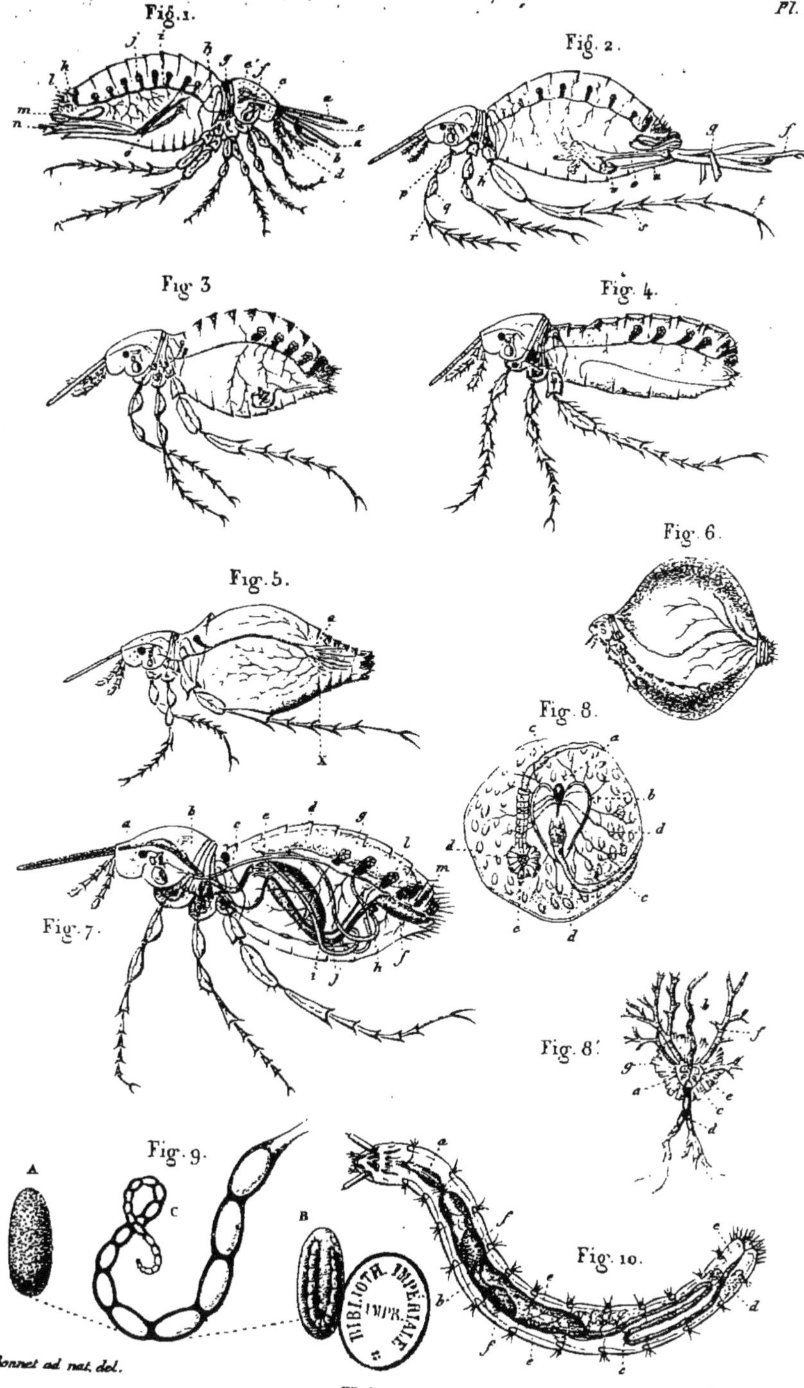

G. Bonnet ad nat. del.

Chique

Lagesse sc.

Imp. Houiste, b. r. Mignon, Paris.

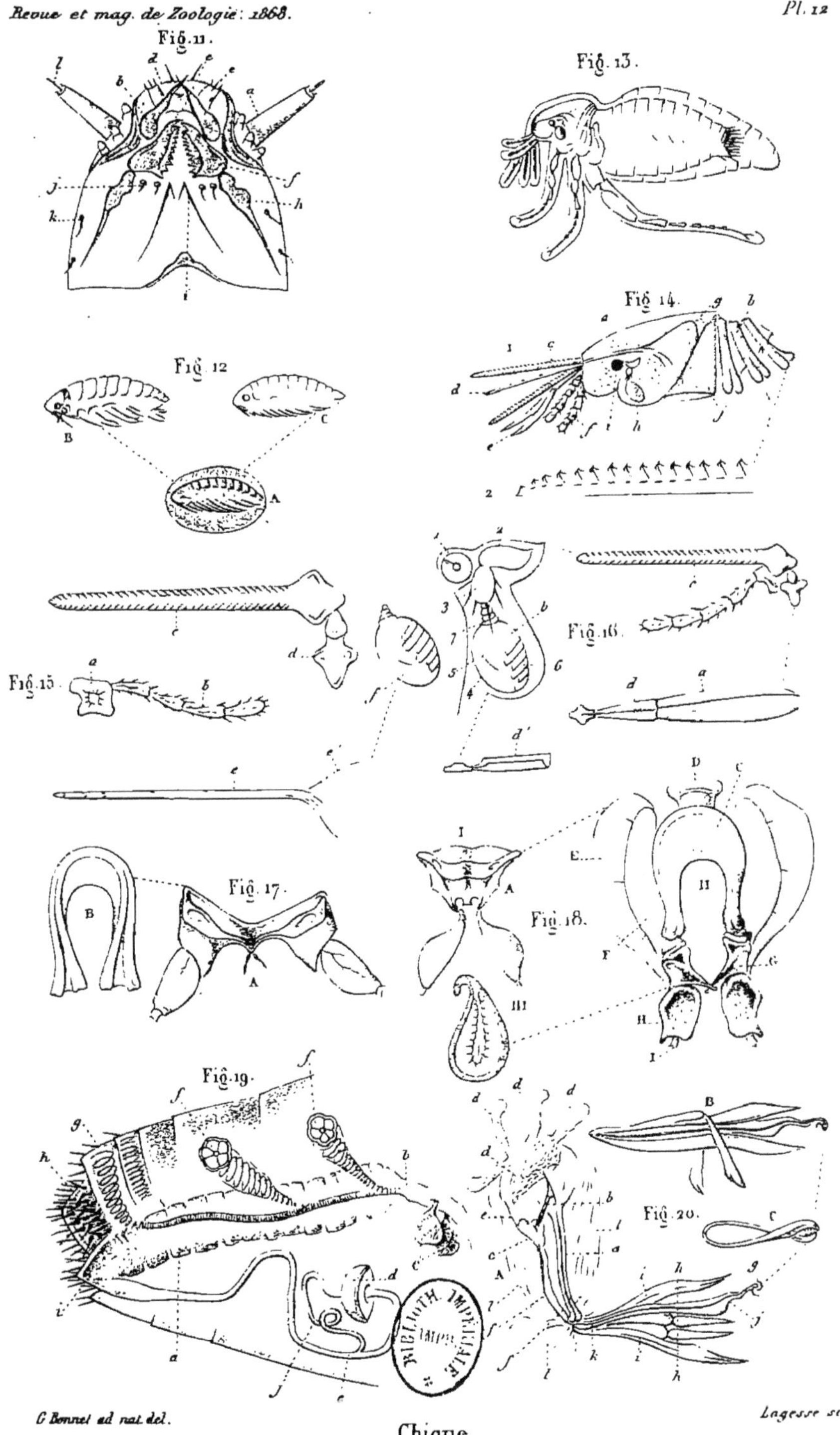

G Bonnel ad nat. del.

Lagesse sc.

Chique

OUVRAGES DU MÊME AUTEUR

QUI SE TROUVENT A LA MÊME ADRESSE.

Voyage d'Alger au Ziban, l'ancienne **Zèbe**, avec atlas représentant des oasis et des monuments anciens; Alger, 1852.

Histoire chronologique des épidémies du nord de l'Afrique, depuis les temps les plus reculés jusqu'à nos jours; Alger, 1855.

Sur la fièvre jaune de Lisbonne en 1857; Paris, 1858.

Considérations sur le traitement de la fièvre jaune chez les Européens récemment débarqués sous les tropiques; Paris, 1862.

Études sur les eaux thermales de la Tunisie, accompagnées de recherches historiques sur les sources qui les fournissent; Paris, 1864.

Examen des quatorze observations du général Duvivier sur un Mémoire du maréchal Bugeaud; Paris, 1843.

PARIS. — IMPRIMERIE DE MADAME VEUVE BOUCHARD-HUZARD, RUE DE L'ÉPERON, 5.